¡SOY MÁS QUE MI BALANZA!

UN EMOCIONANTE VIAJE HACIA
UNA VIDA LIBRE DE OBESIDAD

Dr. Pablo García Vargas

EDITORIAL BIEN ETRE

¡SOY MÁS QUE MI BALANZA!

Dr. Pablo García Vargas

Publicado por: Editorial Bien-etre.

Ilustraciones: Arely Sandoval @dialogosdeunagorda

Diseño y Diagramación: Ceadvertising.

Fotografía de portada: Alondra Angeles. Alouette Photo.

ISBN: 978-9945-9252-8-9

Edición: Editado por Editorial Bien-etre.

Impresión: Impreso en la República Dominicana por Editorial Bien-etre, bajo el sello A90D.

www.a90d.com

Primera edición 2020

DEDICATORIA

Al Creador, quien pone talentos en sus hijos y el amor para compartirlos.

A mí mismo, por ser mi relación conmigo la prioridad más importante. Por atreverme a amar, a ser fuente, alegre, feliz, confiado, apasionado, vulnerable, íntegro y valiente.

A mi bella esposa, mujer virtuosa, la Dra. Tania Medina, la dama y profesional más brillante y capaz que conozco, que con ser una «Fuerza de la Naturaleza» me contagia e inspira, por hacer con sus virtudes que las cosas pasen. Gracias a ella por creer en mí y atreverse a caminar a mi lado.

A mis hijos, la inspiración de mi respirar: Daniella, Letizia, Pablo y Paula, mi proyecto más importante, mi inyección de vida y receta diaria de gratitud. Mi vida se resume en ustedes.

A mis padres, Clara y Daniel, quienes junto a mi suegra María, me dieron las bases para ser correcto, como amar en entrega, dando lo mejor y el sentido de familia.

A mi hermana Clari que, sin saberlo, por nuestras historias contra la obesidad, me inspiró a especializarme en mi carrera y por siempre estar ahí de porrista incondicional de mis sueños y hacerme saber que soy "su líder favorito".

A mis amigos y compadres, quienes son animadores permanentes, quienes junto a mi comunidad de líderes de alto nivel ALQUIMIA, ven y me muestran cómo en ocasiones mis pensamientos son limitantes, cubren mis ojos y regalándome una nueva mirada, se emplean para ser viento bajo mis alas.

A mi equipo de la Unidad de Cirugía Bariátrica: Ann, Estrella, Noelia, Astrid, Ariel, Ilonka, Rubén, Yángel, Engels, Jean, López, quienes son parte de mí, de mis sueños, amigos sinceros más que compañeros de trabajo, que ya no ven el perfeccionismo y las exigencias como una locura sino como un compromiso con la excelencia hacia nuestros pacientes.

A mi amigo y mentor Dr. Luis Betances, quien me inspiro a convertirme en cirujano bariátrico, junto a Gonzalez y Leinó, quienes me acompañaron en mis primeros pasos, en nuestro Gautier. Les estoy eternamente agradecido.

A mis amigos cirujanos bariátricos miembros de la Sociedad Dominicana de Cirugía Metabólica y Bariátrica, mi Colegio Dominicano de Cirujanos, colegas de la IFSO y en especial a mis maestros del Hospital Gautier, quienes comparten sus conocimientos y valores para un ejercicio de entrega, pasión y altruismo que inspiran en mí el compromiso de pasar lo aprendido a nuevas generaciones y actuar en cada paso con excelencia.

A mis mentores y coaches Karina, Suz y Lorena, quienes creyendo en mí, son fuente de inspiración impactando mi vida para reconocer que lo más importante es Ser y si es posible elegir una vida plena, conectada, diseñada, productiva y feliz permitiendo materializar, con mis propias manos y corazón, cada uno de mis sueños. Las amo.

A mis pacientes por darme el más inmenso privilegio, reconocimiento y honra al confiar y escogerme para marcar sus historias de antes y después, poniendo sus vidas en mis manos. Por eso les pertenezco, por y para ustedes es este libro, soy siempre de ustedes ¡Gracias mil!

Y en especial a ti... porque, si estás leyendo estas líneas, me abriste las puertas para un rol en tu proceso de una nueva vida sin obesidad y la posibilidad de ser parte de tu grandiosa, única, fantástica y espectacular vida.

Contenido

¡Hoy es el momento de detenerte, pensar y atreverte, de luchar y tomar decisiones, de dar el paso y comenzar a trazar nuevos caminos! Levántate y mira más allá, piensa en ti y tu bienestar. Ámate, valórate, encuéntrate o reencuéntrate, cuida tu mente, tu cuerpo y sobretodo tu corazón. Confía y ten fe, siempre hay más para ti, te aseguro que Dios te tiene algo mejor. Después de todo, somos su creación perfecta, y si él te dio la vida, pues entonces, VÍVELA.

PRÓLOGO

SOY MÁS QUE MI BALANZA es un libro que despeja en el amigo lector múltiples inquietudes relacionadas con el aumento de peso y la obesidad actualmente considerada como la verdadera pandemia del siglo XXI, ayudándole a través de su lectura a lograr el éxito alcanzado por múltiples ciudadanos del mundo a través de la cirugía bariátrica.

Considerada como una enfermedad a partir del año 2000 por la Organización Mundial de la Salud (OMS), la obesidad continúa provocando dolores de cabeza a aquellos que desean lograr su objetivo desde la niñez, la adolescencia o la adultez producto de múltiples factores, entre los que podemos mencionar las altas ingestas de calorías, grasas, comidas azucaradas las llamadas comidas rápidas y otros fenómenos psicoemocionales no menos importantes.

Su autor, un médico entusiasta, con gran sed por el aprendizaje ha creado este manual con el fin de concientizar y educar a las autoridades y a la población general acerca de la realidad de la obesidad.

Haciendo uso de su propia historia, relata a lo que se tuvo que enfrentarse al ser obeso y tener que someterse a una cirugía bariátrica. Con un lenguaje sencillo y práctico, expuesto a través de un material altamente ilustrativo y educativo, nos explica las causas más comunes de la aparición de la obesidad y sus consecuencias, así como recomendaciones que el lector puede aplicar para, al igual que él, ganarle la batalla a la obesidad.

Orienta al lector, desde el punto de la dinámica previa a la selección de una cirugía bariátrica, los análisis rutinarios que debe tener en cuenta para su realización, los diferentes tipos de cirugía que modernamente se utilizan en la consecución de estos procedimientos para lo que podría considerarse la solución definitiva del sobrepeso, la obesidad, la diabetes, hipertensión, los trastornos osteotendinosos, a dificultad de embarazarse etc. son parte del contenido de este libro.

¿Por qué no utilizar de inmediato la cirugía bariátrica como solución a este problema de salud que embarga a todo el mundo con su incremento progresivo en las estadísticas epidemiológicas que se vienen reportando?

Todas esas explicaciones, testimonios y herramientas, las encontrará en el contenido de este texto que del doctor Pablo Daniel García Vargas decide compartir en beneficio de esa gran comunidad nacional e internacional de pacientes que están preocupados por su estado de salud física y mental.

Por último, comparte herramientas para dejar la obesidad de manera permanente y sin vuelta atrás, con o sin cirugía de obesidad, a través de una toma de conciencia y el cultivo de una nueva forma de ser para transformar la vida del lector, haciendo que el proceso de la pérdida de peso sea posible y real.

Comparto el regalo que significa para usted sumergirse en este valioso viaje. De corazón, les recomiendo conocer el contenido y hacer propia la verdad de que SOY MÁS QUE MI BALANZA.

Dr. Félix M. Escaño Polanco

Médico endocrinólogo y nutriólogo.

Presidente de la Federación Latinoamericana de Sociedades de Obesidad (FLASO)

¡ADVERTENCIA!

Antes de que te sientes a leer este libro quiero que detengas tus pensamientos y hagas un compromiso contigo a desaprender todas esas ideas equivocadas, impuestas, de poco sentido, prejuiciadas y basadas en estereotipos referentes a la obesidad. Si eres de los que dicen "sí yo sé" y "claro", puedes olvidarlo. Estas líneas te pasarán por encima, a menos que tengas la valentía, apertura y humildad para entender que la obesidad es un tema tan amplio y de tantas variables que nadie tiene la verdad absoluta ni de sus causas o soluciones.

Pregúntate: ¿Para qué estás ocupando este tiempo leyéndome? ¿Qué tanto esperas recibir? ¿Por qué estás buscando más información de esto, si ya de seguro los has intentado y te sabes toda la teoría? ¿Por qué lo haces?, y el más importante de los cuestionamientos: ¿Para quién lo haces? Te invito a evaluar desde qué lugar estás leyendo esto, desde un juicio, resentimiento, buscando la razón, alimentar tu ego o para criticar. Este escrito nace desde mí para ti, como un regalo y contribución a quienes tengan hambre de conocerse, abrirse a nuevas posibilidades y atreverse a enfrentar de una vez y para siempre la obesidad desde otra mirada. Una de empatía, comprensión y autoconocimiento.

Porque yo he estado en tus zapatos. He sido obeso. Por mi experiencia de vida y como cirujano te digo que tienes una de las oportunidades más efectivas y de mejor resultado a largo plazo. Creo en tu potencial y te aseguro que todas las respuestas están en ti.

Solo si estás haciendo esto por ti y para ti, aunque sea por primera vez, te invito a continuar y a mantenerte en la disposición de cambiar los mensajes aprendidos por años, comenzar a decirte otras palabras, a apoyarte sin juzgarte y a darle la bienvenida a un verdadero cambio. Bienvenido a este viaje guiado hacia una vida libre de obesidad.

Hipócrates dijo:

"Antes de curar a alguien, pregúntale si está dispuesto a renunciar a las cosas que lo enfermaron".

¿Lo estás tú?

INTRODUCCIÓN

 No es el crítico quien cuenta; ni aquellos que señalan cómo el hombre fuerte se tambalea, o en qué ocasiones el autor de los hechos podría haberlo hecho mejor. El reconocimiento pertenece realmente al hombre que está en la arena, con el rostro desfigurado por el polvo, sudor y sangre; al que se esfuerza valientemente, yerra y da un traspié tras otro pues no hay esfuerzo sin error o fallo; a aquel que realmente se empeña en lograr su cometido; quien conoce grandes entusiasmos, grandes devociones; quien se consagra a una causa digna; quien, en el mejor de los casos, encuentra al final el triunfo inherente al logro grandioso; y que en el peor de los casos, si fracasa, al menos caerá con la frente bien en alto, de manera que su lugar jamás estará entre aquellas almas frías y tímidas que no conocen ni la victoria ni el fracaso».

Theodore Roosevelt

¡¿No te has visto en un espejo?! No te amas lo suficiente. Solo deja de comer. Haz ejercicios. Pon de tu parte. Hazte una bariátrica. ¿Cuántas veces te han juzgado, te han apuntado con un dedo o discriminado a tal punto que te sorprendes diciéndote esas mismas cosas?

Nadie valora lo mucho que haces por ti, tantas acciones, planes, visitas médicas, inscripciones de gimnasios, dietas milagrosas y pastillas mágicas. Todo para que a la primera oportunidad de medir tu peso en la balanza te percates de su traición y veas lo mal que juega contigo, mientras se ríe burlonamente de que pesas más de lo que pesaste ayer.

Te rindes y no te das cuenta cuándo, dónde y en qué preciso instante abandonaste tu proceso. Si hace unas semanas habías logrado bajar 12 libras, apenas "tomas agua" y faltaste un par de días al entrenamiento y allí está nuevamente el peso recuperado.

Amigos, padres, hijos, médicos y otros profesionales especialistas en obesidad, esposos, novias, conocidos y vecinos suelen reprocharnos muchas veces, hasta involuntariamente... ¡Qué diferente fuera si se pusieran en tus zapatos y miraran desde tu lugar!

Creo firmemente que las personas que no han tenido la obesidad como carga, que no han pasado por todos esos momentos de dolor y frustraciones, que no han sudado en un esfuerzo cargado de expectativas rotas, entre dietas y ejercicios, que no conocen el peso aplastante que se siente al cargar con la obesidad... no pueden aconsejar, orientar o dirigir un proceso efectivo para vencerla.

Solo estando adentro, como el caballo de madera en Troya, es posible identificarse con una situación tan incomprendida, diversa y destructora como la obesidad.

Solo alguien que ha experimentado tus vivencias o entienda lo que sientes es quien puede acompañarte a un viaje de libertad y victoria.

Así como te sientes hoy, inquieto, derrotado y perdido, me sentí cuando alcancé mi mayor peso de 254 libras. Un día elegí no volver a experimentar malestar por eso. Estaba cansado de sentirme triste, agobiado, angustiado, rechazado, poco amado, en progresiva autodestrucción, culpable, ansioso e impotente al ver mi vida escaparse y convertirse en lo que no quería para mí. No encuentro una mejor palabra para describirlo: estaba harto.

Cada vez que visitaba a mis padres, salía la conversación acerca de su preocupación por mi estado de obesidad. Aunque sabía que esa inquietud era genuina y bien intencionada, me sentía tan atacado que llegué a decirles en más de una ocasión que si volvían a poner el tema dejaría de visitarlos. Lo que más pesaba en toda esta situación era el sentirme incoherente, pues ya desempeñaba mi profesión como médico bariátrico, cuestionándome como farsante cuando indicaba a mis pacientes qué hacer. No entendía la condición física en la que me encontraba, a pesar de todo el conocimiento sobre la obesidad que tenía. Me sentía sin salida, me juzgaba constantemente y cada vez me sentía más incapaz de manejar esta situación que yo mismo había creado.

Recuerdo ese día como si fuera hoy, en el que estábamos invitados al matrimonio de una de mis amigas más cercanas y amadas de infancia. Por primera vez compartiré esta historia. Te confieso que me avergüenza contarlo y lo hago en estas líneas por mi compromiso de acompañarte a que salgas de tu situación con el peso en que te encuentras y entiendas que no solo tú pasas por eso que te ocurre. Ese fue el día que me dije hasta aquí. Llego la hora de alistarnos para la actividad, mi esposa ocupó su tarde en salones y maquillaje. Por mi parte, una hora antes del evento, fui a mi closet y no me había percatado del peso en que estaba hasta que ninguno de mis trajes me servía. Fue cuando reconocí que mi obesidad se me había escapado de mis manos. Solo un pantalón cerró y me vi obligado a acompañarlo de la chaqueta sin combinar que físicamente me acomodaba más. Totalmente distintos, me vestí con solo con "lo que me servía". Salimos al evento tan importante para mí, así que no importaba vestirme mal con tal de estar con mis amigos y disfrutar de ese momento especial para todos. Le abrí la puerta del carro a mi esposa y cuando fui a sentarme, el pantalón se rompió en el centro hasta la pretina de la correa, completamente. Por primera vez sentí al máximo la impotencia y el dolor emocional secundario a las consecuencias de la obesidad. Experimenté la angustia y sobretodo un enojo conmigo mismo, frustración por no saber cómo me "había dejado poner así", sin darme cuenta ya había llegado al máximo peso y esta vez mis intentos fallaban. No resultaron como las 4 veces anteriores que había logrado establecerme en un peso sano. Me levanté del carro, mi esposa entendió y sin decir una palabra subimos, me quité la ropa y la dejé en el piso, por primera vez lloré por mi obesidad y mi esposa, en silencio también se desvistió, se quitó su maquillaje y me acompañó, nos recostamos ese día más temprano que nunca, las 7 de la noche apagamos las luces y me dijo que no me preocupara, que podría hacerlo una vez más.

Me levanté esa mañana y conversé responsablemente con mi esposa sobre la posibilidad de operarme. Recibí su apoyo y se lo comuniqué a mi familia, a quienes les devolví tranquilidad al reflexionar sobre los miles de personas que había apoyado con la cirugía a través de mis manos, siendo exitosamente su cirujano y reconocer como médico que estaba dispuesto a realizarme este proceso a mí o a los míos.

Mi cirugía en mayo año 2016 marcó un antes y después en mi vida. Debe ser –hasta ahora– una de las mejores decisiones que he tomado. Me ha permitido ser testigo de las bondades de este procedimiento, conectar y empatizar con cada uno de mis pacientes de una manera que no era posible, si no hubiese vivido esta experiencia.

Haber sido obeso y vivir la experiencia de mejorar mi vida a través de una cirugía bariátrica, despertó en mí la necesidad de compartir las herramientas para vencer la obesidad y tener una vida nueva.

Confío en que a través de lo que te regalo en este libro, encontrarás soluciones efectivas y a largo plazo para tu obesidad.

Sé que es agotador, que muchas veces te ha arropado el cansancio y que lo último que quieres es crearte nuevas falsas expectativas. Te prometo que, si abres tu corazón y crees en ti, en la lectura de este libro vas a encontrar alivio y la posibilidad de ver la situación desde otro ángulo. Identificarás qué hay detrás de tu sobrepeso y las posibles soluciones. Y si no eres obeso, pero estás leyendo estas líneas, entenderás mejor la enfermedad y a quienes las padecen, despertando en ti un sentimiento de empatía sana que quizás no tenías.

Lo más importante es que este libro te permitirá conocer e interiorizar las posibilidades que se abren ante ti después de una cirugía bariátrica, y sin importar si eliges o no hacerte el procedimiento, igual, tendrás herramientas concretas para hacer las elecciones correctas que transformarán tu ser y te permitirán dejar atrás y para siempre la obesidad.

Permítete soñar, elegir, actuar, transformar y crear la vida que mereces. Una vida que con felicidad y orgullo puedas contar y compartir con tu familia, amigos y descendencia.

Desde mi historia, mi pasión, mis tropiezos, mi formación académica, mis experiencias y vivencias, te comparto mi recorrido hacia una vida sana, plena, de aceptación, empoderamiento, amor propio por este viaje de liberación de tu obesidad, desde la comprensión y la empatía. Quiero lo mismo para ti. Por eso, te comparto mis aprendizajes como alguien que tuvo obesidad, la transformación que ha surgido en mi vida, a través de la toma de responsabilidad, las lecturas, talleres y certificaciones de liderazgo y coaching que he hecho como parte de mi búsqueda para darte más y ampliar tus posibilidades de éxito. Esto y mi historia me han ofrecido la oportunidad de apreciar y experimentar gratitud por quien soy, lo que tengo y mi contribución a mi entorno como ser de luz y cirujano bariátrico que ama lo hace, permitiéndome crecer sin límites y crear este libro para ti.

Si haces tuyas estas páginas y te mantienes en apertura para recibir este mensaje de crecimiento que he elaborado para ti y utilizas las herramientas de autogestión y sabiduría que te comparto; te aseguro que tu pérdida de peso será permanente.

Espero que estés listo o lista para dar la bienvenida a una vida plena y feliz, donde la historia que has soñado comienza a escribirse en este momento, donde tú eres el protagonista y los que te aman serán testigos de tu milagro.

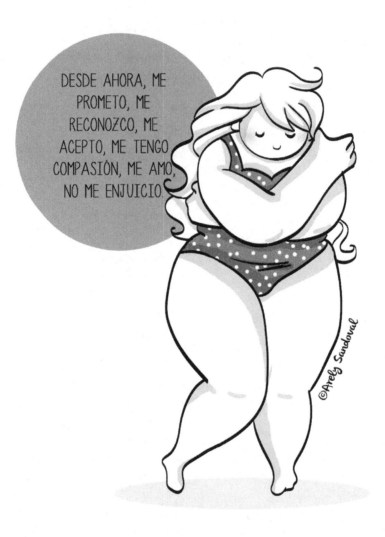

DESDE AHORA, ME PROMETO, ME RECONOZCO, ME ACEPTO, ME TENGO COMPASIÓN, ME AMO, NO ME ENJUICIO.

CAPÍTULO I

Abraza tu obesidad

 Cuando la realidad es otra y no queremos ver o aceptar, al final nuestra conciencia hablará por nosotros, ya que la vida es así".

Alessandro Mazariegos

Regularmente, cuando se habla de obesidad lo relacionamos con una carencia de amor propio, fuerza de voluntad, determinación o cuidado. Por increíble que parezca, este juicio incluye a los encargados de llevar bienestar a sus pacientes.

Esto hace que la obesidad sea objeto de estigmas y que quienes la padecen sean el centro de burlas, apodos o discriminación. Considero que tampoco se le ha dado la importancia que amerita, ni nosotros hasta hoy, ni las autoridades y la sociedad, permitiendo el crecimiento descomunal de la condición y afectando cada vez a más personas, hasta convertirse hoy en una pandemia.

Habitualmente las personas se proponen perder peso y dan a la balanza el poder de decidir cómo se sentirán, dependiendo de lo que les marque. Sin embargo, lo importante radica en perder el exceso de grasa en todas las áreas del cuerpo, vivir sin obesidad, y a la vez, mantener el equilibrio con relación a las condiciones físicas, emocionales y espirituales que impactan nuestras vidas.

Solo a través del conocimiento y la aceptación de tu condición, así como del agradecimiento por quien realmente eres, podrás lograr que tu biología modifique tu físico como resultado de la transformación completa de tu ser. Solo si abandonas el juicio y repudio hacia ti mismo podrás tener una oportunidad real de lograrlo, al acceder a la posibilidad de decidir que ya no quieres ese estilo de vida y escoges vivir de otra manera tu vida.

La definición que considero más completa es la posición de la Sociedad de Obesidad (TOS, The Obesity Society) que nos cita:

"Es una enfermedad crónica con múltiples causas reconocidas que resulta del balance positivo de energía a largo plazo con el desarrollo de un exceso de adiposidad o grasa corporal que con el tiempo conduce a anomalías estructurales, trastornos fisiológicos y deficiencias funcionales. La enfermedad de la obesidad aumenta el riesgo de desarrollar otras enfermedades crónicas y se asocia con mortalidad prematura. Al igual que con otras enfermedades crónicas, la obesidad se distingue por múltiples fenotipos, presentaciones clínicas y respuestas al tratamiento"

Ser obeso es sinónimo de estar gordo. Ese cúmulo de grasa, además del efecto físico que produce, también propicia el deterioro constante de las funciones vitales, órganos y sistemas esenciales. Te roba la salud y la armonía en los diferentes aspectos de tu vida, es decir, los aspectos físicos, mentales, emocionales y espirituales.

Mi definición propia y cómo la considero se trata del estado inflamatorio crónico que se origina en respuesta y reacción a los insultos y agresores externos ambientales que establecen un círculo vicioso de impacto en todas las esferas del ser humano.

Hasta este momento, el Índice de Masa Corporal (IMC o BMI por sus siglas en inglés) es el método que utilizamos para evaluar la cantidad de grasa corporal que tiene una persona tomando en cuenta la relación entre su peso y su estatura. Es decir, no solo se toma en cuenta cuántos kilos pesa el paciente, dado que esa unidad sin la referencia de la estatura arrojaría información incompleta de la situación real en que se encuentra. De ahí que la balanza no tenga la última palabra.

El IMC como medida debe ser considerado en el contexto individual de cada paciente. Por ejemplo, las mujeres tienden a acumular más grasa corporal que los hombres, al igual que las personas de edad avanzada si las comparamos

24

con adultos más jóvenes. El mejor ejemplo son los atletas, quienes pueden tener un IMC alto, por su masa muscular, más que por tener un alto índice de grasa corporal.

Según la OMS y el Instituto Nacional del Corazón, los Pulmones y la Sangre de los Estados Unidos (NHLBI) se considera bajo peso cuando el IMC está por debajo de los 18.4 kg/m2, normopeso entre 18.5 hasta 24.9, sobrepeso desde 25 a 29.9 kg/m2, y obesidad cuando es superior a los 30 kg/m2. Esta puede ser clasificada en varios grados: tipo 1, cuando el rango es de 30-34.9 kg/m2; tipo 2 desde 35-39.9 kg/m2; y tipo 3, también llamada obesidad severa o mórbida (enfermedad), cuando sobrepasa los 40 kg/m2.

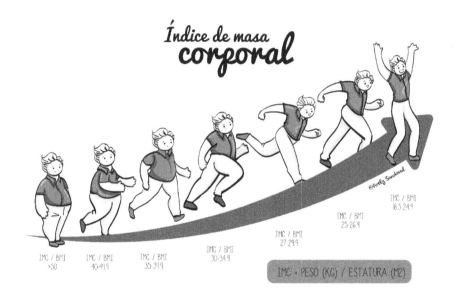

Con esta métrica ubicamos el nivel de severidad de nuestro caso y podemos tener un punto específico de partida.

Los casos en que la obesidad tipo 2 esté presente junto a una de las condiciones o enfermedades que se relacionan directamente a esta como la diabetes, la presión arterial elevada, la apnea del sueño, los lípidos o grasas en sangre elevados, el hígado graso, la depresión, entre otras, también son considerados como obesidad mórbida. Los casos en que se presenta un IMC superior a los 50 kg/m2 corresponden a súper obesidad, y con más de 60 kg/m2, a súper súper obesidad. Estas últimas dos subdivisiones son menos utilizadas, al igual que otras opciones alternas de medición, como la impedancia y mediciones de pliegues cutáneos. En estos casos los elevados costos de producción y tecnologías de difícil acceso a nivel general limitan su uso, aunque hoy se pueden adquirir algunas semejantes por internet a bajo costo. Toma en cuenta que estas versiones son menos confiables e inexactas.

Para determinar el riesgo de enfermedades relacionadas a la obesidad es necesario medir la circunferencia o perímetro abdominal en el punto medio entre el borde de nuestras costillas y la cresta, ubicada un poco más arriba del ombligo. En el hombre y la mujer consideramos alto riesgo cuando ese valor se encuentra igual o por encima de los 102 y 88 centímetros (algunos textos hablan de 94 y 80), respectivamente.

Quizás te preguntes ¿por qué se mide el abdomen? La realidad es que la localización de la grasa a nivel abdominal es la que más se relaciona con la aparición de enfermedades metabólicas, diabetes, riesgo cardiovascular, etc. Específicamente la que se encuentra dentro, alrededor y en los órganos de la cavidad abdominal.

Ya hemos dicho que la obesidad es una de las grandes epidemias que afectan a la humanidad. De hecho, en el año 2017 una investigación arrojó que la obesidad desplaza al tabaquismo como una de las principales causas de muertes prevenibles. Esta condición ha alcanzado proporciones épicas a nivel mundial, según la OMS, dado que en el 2016 más de 1900 millones de adultos tenían sobrepeso y más de 650 millones eran obesos. En cuanto a la obesidad infantil, más de 340 millones de niños y adolescentes (de 5 a 18 años) y 41 millones de niños menores de cinco años la padecían. Un alarmante incremento de un 60 % desde 1991. El Instituto Nacional de Salud de Estados Unidos invierte aproximadamente 1000 millones en investigaciones para combatirla.

¿Puedes creerlo? En el mundo mueren más personas por obesidad que por hambre y cada año pierden la vida, como mínimo, 2.8 millones de personas por esta situación.

En una investigación realizada en el año 2015, la Organización para la Cooperación y el Desarrollo Económicos (OCDE), evidenció que Estados Unidos es el país con mayor grado de obesidad con 125 millones de personas. Un 38.2 % de su población. México quedó en segundo lugar, con un 32.4 % de su población. En la República Dominicana, según el Estudio de Factores de Riesgo Cardiovascular, Obesidad y Síndrome Metabólico en República Dominicana Efricard II del 2012, se estima que 2 680 000 dominicanos la sufren y otros el 36.8 % tiene sobrepeso, es decir, más de la mitad de la población está siendo azotada por este mal.

¿Te parece increíble? La verdad es que el crecimiento en el tiempo es aún más alarmante. Según un estudio del Imperial College de Londres, que analizó el peso de más de 112 millones de personas en 200 países del mundo, entre 1985 y 2016, los países de América con el mayor crecimiento de obesidad en hombres son: Costa Rica, República Dominicana y Haití. En las mujeres, el mayor porcentaje de obesas "con respecto al total de la población femenina se encuentra en República Dominicana con un 35.4 por ciento y en México con un porcentaje de 34" (BBC Mundo, 2019, párr. 19).

Padecer obesidad y sus condiciones relacionadas, más que un descuido o falta de voluntad como erróneamente se cree, cumple con todos los criterios para que sea considerada una enfermedad y por eso desde el 2013 la Asociación Médica Americana (AMA) la considera como tal, afectando todas las edades, sexo y razas en íntima relación con el progreso y desarrollo de las naciones, disminución de la ingesta de alimentos sanos y tendencias al consumo de alimentos procesados, azúcares, grasas en una consecuente disminución de la actividad física. Y aun así, en muchos países, lamentablemente inclusive en la República Dominicana, no existen políticas de prevención y coberturas para los sistemas de salud, cuando se evitarían cuantiosos gastos provocados por las enfermedades crónicas relacionadas que la obesidad produce.

Esta es la realidad de la obesidad, sin embargo, no tienes por qué asustarte, más bien, entender tu condición te abre nuevas oportunidades. Al conocerla tendrás más oportunidades de vencerla. Te invito a que explores con atención todas estas informaciones, que identifiques en ti lo relacionado con la obesidad que conoces, cuáles de los factores o detonantes que se relacionan con tu caso en particular y que tomes medidas para cambiar esa realidad desde hoy.

A continuación te esperan grandes aprendizajes, tengo esperanza y buenas noticias que compartirte en este camino que has decidido recorrer conmigo. ¡Esto apenas comienza!

ES MOMENTO DE LIBERARTE, SÓLO TÚ TIENES LA LLAVE

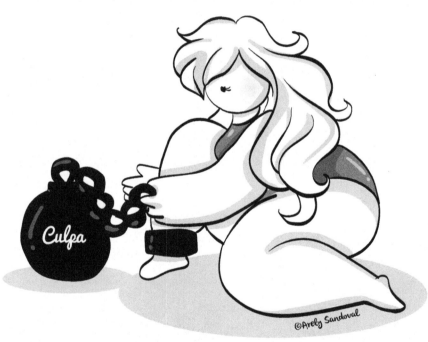

CAPÍTULO 2

NO HAY CULPABLES

 Las enfermedades no nos llegan de la nada. Se desarrollan a partir de pequeños pecados diarios contra la naturaleza. Cuando se hayan acumulado suficientes pecados, las enfermedades aparecerán de repente".

Hipócrates

Antes de comenzar con este capítulo debo advertirte que puede ser retador asimilar lo que voy a explicarte. Aún más conociendo el contexto de que hemos sido señalados como fracasados, descuidados, carentes de amor propio, voluntad o disposición.

¡La obesidad no es tu culpa!

Esta es una enfermedad ambiental y multifactorial, incluso puede ser un síntoma que deriva de varias afecciones: mentales, espirituales, físicas y psíquicas. Ambientales porque tiene relación directa con el entorno en que vivimos o crecemos, incluso las costumbres del país donde residimos puede tener una gran influencia; y multifactoriales porque es evidente que su desarrollo no solo se debe al equilibrio entre la ingesta y el gasto calórico, sino que también intervienen otros factores desconocidos. Tanto es el interés de la población en general por vencer la enfermedad que la industria de la pérdida de peso mueve hasta 72 billones de dólares en todas sus modalidades e intentos de controlarla, según el artículo La ciencia de la pérdida de peso (*The Science of Weight Loss*), de la revista Time publicado en el año 2019.

Es real la accesibilidad a alimentos nocivos y métodos de preparación perjudiciales, el estrés en que vivimos, el estilo de vida sedentario. Aunque no lo creas, la tendencia al mínimo esfuerzo y la comodidad evolutiva, han favorecido el desarrollo de la condición de obesidad existente.

Para ilustrar esta idea, te presentaré el siguiente escenario. Se trata de dos hermanos gemelos idénticos, hijos de padres obesos (en paralelo veremos que el factor de "herencia" no es preponderante). Uno de ellos creció en Estados Unidos donde consumir comida chatarra es algo de todos los días y cuyas recomendaciones calóricas para un día de una persona, fácilmente es completada en un solo pedido de este tipo de "comida", gracias a su cultura de "agrándame el combo". El deporte de los niños es jugar videojuegos y los jóvenes prefieren no caminar disminuyendo así al mínimo sus movimientos. Por otra parte, está el otro hermano, que crece en un campo de Europa consumiendo carnes frescas con vegetales, posiblemente cultivados en su casa, trabajando y practicando deporte en su escuela, a la cual asiste cada día caminando 2 kilómetros, entre la ida y la vuelta ¿quién crees que será obeso? La respuesta es obvia.

Pongo este ejemplo, porque quizás crees que eres víctima de la obesidad porque todos en tu familia lo son; pero si vivieras en alguna zona limitada de África, donde las condiciones son claramente diferentes, con seguridad tu realidad sería otra. Si observas a tus padres y ambos son obesos, pero no tienen ninguna relación consanguínea, ¿a qué atribuyes su condición?

Esto es una prueba de que las modificaciones en nuestros genes por la exposición estímulos externos sí son reales. La buena noticia es que, así como se modifican a favor de ganar peso con el tiempo, también pueden influir para lograr un cambio positivo hacia la recodificación de una vida saludable.

No cabe duda de que la costumbre en las cantidades que ingerimos, la calidad, la preparación y la combinación de los alimentos; así como el desconocimiento de las consecuencias que estos pueden causar en nuestra salud, son los verdaderos causantes del desarrollo de la enfermedad de la obesidad.

En nuestro almuerzo, por ejemplo, podemos encontrar: arroz con sus frijoles guisados, carne con su respectiva salsa, algunos trozos de aguacate y buñuelos o plátanos en almíbar, berenjenas empanizadas y arepitas, que no pueden faltar y, por supuesto, el dulce de coco y el café con azúcar refinada como postre que cierra con broche de oro nuestro manjar.

Veamos otro ángulo de esta misma situación. Una de las mayores dudas que plantean mis pacientes es no saber por qué están gordos si "casi no comen". Entonces les pregunto: ¿cómo sabes si las porciones que ingieres son muchas o no? Con frecuencia, no somos conscientes de las proporciones que ingerimos o de lo que somos capaces de consumir diariamente. Por ejemplo, si tu hermano come seis pedazos de pizza, todos sabemos que es mucho, pero si tú comes tres o cuatro ¿es poco?

Debes tener en cuenta que las porciones son relativas. Si tu parámetro son tus hermanos o tu agraciada amiga que no engorda, aunque come más que tú, es muy posible que "casi no comas", con respecto a lo que ellos comen, pero no en respuesta de tus necesidades propias nutricionales, individuales y tus gastos calóricos. La gran verdad es que si estamos obesos es porque comemos más de la cantidad de energía que gastamos en el día. Ese excedente se transforma en grasa y caemos en la obesidad. De ahí la importancia de aprender a conocer nuestras necesidades diarias específicas y entrenarnos en manejar un aproximado calórico con base en nuestros requerimientos personales.

Es probable que no sepas que las elecciones de la calidad de lo que ingieres, especialmente cuando te da hambre, hace que quieras o no seguir comiendo.

En estos casos, lo primero es saber que cuando tenemos apetito debemos estar conscientes de que nuestro cuerpo está pidiendo nutrientes específicos. Si en ese momento de hambre escogiste comerte una tontería que tiene poco valor nutricional (como un pan), debes saber que nuestro cuerpo escoge hacer lo mejor que pueda con ese alimento y el excedente lo almacenará en forma de grasa. Al final, la solicitud a ese nutriente sigue abierta, por lo que entre menos calidad tenga el alimento que elegiste, más deseo tendrás de continuar comiendo.

La importancia de identificar qué causa tu obesidad radica en que permite que te enfoques en sanar el origen y evita que tropieces con la misma piedra. Conocer qué hay detrás de esas libras de más, hacen tuya la verdad que te presenta este libro: "Eres más que tu balanza".

Cada ser humano es diferente. Hay tantas causas y combinaciones en la génesis de la enfermedad de la obesidad que jamás podemos asumir que hay una razón simplista detrás de ella. Tú y yo sabemos que no se trata únicamente de la relación con la comida. Es más, no existen personalidades o situaciones únicas que detonen la manifestación de una condición que resulta tan perjudicial y que es progresiva, como la acumulación de grasa, por eso conversaremos sobre diferentes aspectos e iremos relacionándolos con mi propio caso. Puedo asegurarte algo: la toma de consciencia de tu obesidad es la llave que te abre la puerta a un camino diferente, un camino de soluciones.

También, abrir el abanico de posibilidades te ayudará a conocerte y saber en qué parte comenzó todo y así encontrar la solución adecuada para tu situación. Ello te dará luz para caminar por nuevos senderos en los que evitarás volver a transitarlos y tropezar con las mismas piedras. A través del autoconocimiento y al detectar qué factores pueden estar asociados a tu caso, podrás empezar el trabajo de sanar, enfrentar, escoger vivir y hacer las cosas diferentes.

En los estudios que he realizado para investigar las causas de la obesidad se conjugan estas hipótesis. Asimismo, identifico cómo esta moldea la personalidad, y de qué manera las heridas vividas en las etapas de la infancia y la adolescencia influyen en la adopción de este tipo de comportamientos en etapas posteriores del desarrollo de los individuos y en su descendencia, creando así un patrón en el sistema familiar. Para explicarlo, mejor volveré a mi historia. Durante mis primeros años, mis padres no pudieron estar con mi hermana y conmigo porque debían especializarse como médicos en ginecología y en anestesia, para asegurar nuestra prosperidad económica. Claramente, a edad no comprendí por qué debía ser así, solo al llegar a la adultez entendí que su elección se basó en la obtención de un mejor futuro para nuestra familia. Esa parte de nuestra historia es posible que influyera significativamente en el hecho de que desarrolláramos obesidad.

Si bien en uno de sus libros Wayne Dyer señaló que "el ser humano enferma cuando olvida su naturaleza espiritual", un niño no puede distinguir las razones por las cuales no crece junto a sus padres. Situaciones como esta provocan que los individuos desarrollen un mecanismo de compensación, entre ellos la obesidad. Los postulados de las teorías de bioneuroemoción y biodescodificación indican que los conflictos que viven los niños como el abandono, la desprotección y la soledad son posibles modeladores de la relación que establecemos con la comida; al igual que otros aspectos de la personalidad como el carácter, las relaciones interpersonales y la forma como procedemos en la vida.

Estas y otras maneras de responder a los conflictos se producen antes del razonamiento. Pues son reacciones primitivas, subconscientes y automáticas que da el cerebro reptiliano, el cual se encarga de asegurar la supervivencia de las especies con conductas involuntarias e instintivas. Las reacciones básicas del cerebro primario ante los conflictos son: pelear, huir o paralizarse; luego, el individuo recurre a su almacén consciente e inconsciente de reacciones, recuerdos, experiencias y respuestas almacenadas complejas que toma de su memoria para responder ante esos estímulos.

De manera que, si nuestro cerebro reptiliano detecta una amenaza como el estrés o dificultades en la familia, nuestra situación económica o relaciones interpersonales, la respuesta a esos estímulos será ganar peso para aumentar nuestro tamaño y poder defendernos. Igualmente, ante la sensación de estar perdidos, no saber cómo responder ante un evento, tener indecisión, incerti-dumbre o ansiedad, los individuos responden con un aumento de peso para tener una mayor reserva energética en caso de no poder tomar la energía necesaria de los alimentos.

Cuando el ser humano se enfrenta a otras situaciones que lo conflictúan, como el abandono y la desprotección, la respuesta que envía su cerebro también será ganar peso, de esa forma el inconscientemente busca llamar la atención obteniendo mayor visibilidad. Sucede todo lo contario cuando una persona ha sido agredida física, sexual y/o emocionalmente, pues en ese caso la respuesta que envía el cerebro como mecanismo de defensa es aumentar de tamaño o repeler la atracción física del sexo opuesto.

De igual manera, si al pararte frente al espejo te autoagredes y te dices cosas feas, la respuesta inconsciente será igual a que si la amenaza estuviera fuera de ti. Tu cerebro no distingue si el agresor es de afuera o viene de ti y su respuesta será defenderte, hacerte más grande, proteger tus órganos con más grasa, y se traduce al final en más peso para ti. Tu relación contigo, las cosas que te digas, cómo te estas mirando, tendrán impacto directo de cómo responde tu cuerpo. El mismo reflejo lo puedes repudiar y atacar o puedes elegir verlo con amor, paciencia y comprensión, se trata de abrazarla y cambiar los ojos con que la estas mirando.

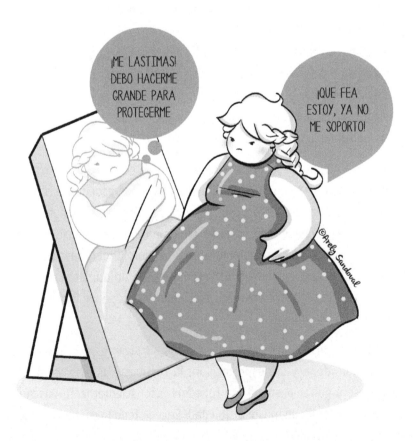

La soledad también se configura en un modelador de nuestra relación con la comida, se asemeja a la sensación de frío, estímulo al que nuestro cerebro responde con un aumento de peso para incrementar el calor corporal. Más aún, cuando no tenemos una buena autoimagen o no nos aceptamos tal y como somos tomamos estos aspectos y los convertimos en justificantes para ganar peso y/o decir que por ello no podemos superar la obesidad. La baja autoestima y la falta de aceptación se generan por rechazar lo que vemos en el espejo, o por esos pensamientos y palabras negativas sobre nuestra imagen que nos decimos en medio de procesos introspectivos y que terminamos por creer; estas agresiones contra sí mismo producen una respuesta biológica para protegernos que consiste en aumentar de peso y autoresguardarnos de nuestra propia violencia.

Todas esas respuestas creadas y establecidas como verdades por nosotros mismos pueden, a su vez, originar patrones que se traspasan a nuestros descendientes. Por eso, también es posible que una causa de la obesidad sea tener un sistema familiar creado en un tiempo de escasez, hambre o frío, como les ocurrió a las generaciones que nacieron en los periodos de posguerras, quienes hoy son nuestros bisabuelos, abuelos, padres u otras personas con las que tenemos un grado de consanguinidad lejano. En respuesta a esos estímulos, estas generaciones pudieron desarrollar la obesidad y trasmitirla a las sucesivas, como lo explica la epigenética, a través de los cambios en el ADN que sufre un individuo como respuesta a un evento y que les hereda a sus hijos por la memoria biológica.

Como se ha explicado hasta el momento, también hay aspectos emocionales como el estrés que son claramente identificados como una amenaza, ante la cual el organismo aumenta los niveles de cortisol e incrementa de manera proporcional la insulina, generando así una mayor acumulación de tejido adiposo de reserva. Ello explicaría que la obesidad deba ser tratada y abordada de forma integral, teniendo en cuenta todas las causas posibles que pudieron originarla en cada caso para tener soluciones más acertadas para cada persona.

No obstante, las enfermedades genéticas que están relacionadas directamente con el desarrollo de la obesidad representan una minoría en los casos de pacientes con esta enfermedad, al igual que las alteraciones que se producen en algunos cromosomas y las deficiencias o incrementos de ciertas hormonas o medicamentos. Pues, si bien estos factores pueden aumentar o disminuir el peso de los individuos, no será un aumento tan significativo como el que produce nuestro organismo al convertir en grasas una porción de los alimentos que consumimos. Entonces, la cantidad de alimentos que ingerimos es un factor determinante para desarrollar obesidad: cuando la ingesta de alimentos es mayor a la que nuestro organismo requiere tendremos un almacenamiento mayor de grasas.

El cuerpo humano se adapta ante los diferentes estímulos que recibe y con los cuales se encuentra expuesto por el entorno en que se desenvuelve. Esa capacidad de adaptación es la que permite la supervivencia de las especies y su desarrollo e interacción en determinados ambientes, por eso, las principales causas de la obesidad están mayormente relacionadas con las respuestas de nuestro organismo a diversos estímulos externos como el tipo y la calidad de los alimentos consumidos, el poco gasto, el sedentarismo, los alimentos y las bebidas ingeridas, la calidad del sueño, las bacterias de la flora intestinal, el modo de vida que llevamos y los hábitos que tenemos.

Ahora bien, el alimento es la fuente de combustible de la cual nuestro organismo obtiene la energía necesaria para desarrollar todas sus funciones. Esta energía la obtiene de los distintos grupos de alimentos: las grasas, los carbohidratos y las proteínas; y en diferentes calidades como son las grasas saturadas y las poliinsaturadas, los azúcares simples o complejos y los aminoácidos de cadenas cortas o largas.

El desarrollo industrial, cultural y del arte culinario ha transformado la necesidad que el ser humano tiene de alimentarse en un placer y en una mecánica de consumo que sobrepasa las fronteras de la conciencia global. Así es como las pirámides alimenticias tradicionales que aprendemos en las escuelas terminan siendo influenciadas por el poder de las industrias patrocinadoras que marcan tendencias en las recomendaciones y los requerimientos nutricionales, y en consecuencia, distorsionan los estímulos que recibimos y las preferencias por los alimentos que no le aportan muchos nutrientes al organismo y conllevan a la aparición y progresión de enfermedades como la obesidad, la diabetes, otras de tipo metabólicas y cardiovasculares. Entonces, debemos enfocar nuestra alimentación en suplir nuestra necesidad nutricional y no en la satisfacción de un deseo.

Aunado a ello es importante que mantengamos un equilibro entre nuestra ingesta de alimentos y el gasto energético, dado que nuestro cuerpo funciona como una balanza: si colocas lo que ingieres en un lado de esa balanza y del otro colocas lo que gastas y obtienes estabilidad, no subes ni bajas de peso, es decir, logras mantenerte.

Cuando en la balanza notamos una inclinación hacia una mayor cantidad de combustible disponible sobre el que requerimos o gastamos en el día, ello puede significar que el organismo consume calorías en exceso para responder ante un posible estímulo de los que se han mencionado. Por ejemplo, este aumento en la ingesta de calorías puede ser una medida de adaptación que toma nuestro organismo para los momentos de inminente escasez de alimentos, percepción de necesidad ante la cual nuestro cuerpo almacena todo el excedente calórico y a través de diversos procesos bioquímicos lo transforma en grasa que deposita y almacena en diversas partes del cuerpo; principalmente debajo de la piel, en el abdomen y entre los órganos de las distintas cavidades. Este manejo de los alimentos, combinado con un gasto reducido, conlleva a que el cuerpo entre en una especie de sistema operativo de ahorro de energía, en el cual no consume las reservas energéticas, reduce el metabolismo y ralentiza la velocidad en la que el organismo pierde peso.

Por otro lado, aunque la cantidad y la calidad de los alimentos que consumimos sean acordes a las recomendadas, ante un gasto reducido se presentará el mismo escenario y los resultados que obtenemos cuando el exceso de alimentos disponible es mayor que el requerido.

Por tanto, independientemente de cuál sea nuestro caso, para superar la obesidad debemos hacer un esfuerzo por enfrentar el origen emocional de esta y por sanar todas nuestras relaciones, desde las personales hasta la que tenemos con los alimentos, bien sea con ayuda de algunas herramientas y/o con o sin intervenciones. Asimismo, es necesario plantearse un objetivo concreto, esto es, ingerir menos alimentos para satisfacer un deseo y consumir aquellos cuya calidad es la que necesita nuestro organismo para realizar correctamente todas sus funciones, de esa forma podemos crearle a nuestro cuerpo el requerimiento de utilizar el almacén de energía guardada en grasa para llevar a cabo todas las actividades del día.

Veamos un ejemplo para explicarlo mejor. Si nuestro cuerpo ha almacenado 20 libras de grasa, no consumimos alimentos que no nos aportan los nutrientes que requiere nuestro organismo y nuestras necesidades de energía son mayores a la ingesta, podemos utilizar esas 20 libras para cumplir con el requerimiento de nuestro cuerpo y así habremos empleado al menos 10 libras de nuestro almacén y perderemos peso. De esa forma se produce una disminución en el peso independientemente del método utilizado: yoga; acupuntura; dietas; e incluso la cirugía bariátrica, pues el procedimiento que se realiza en esta última consiste en lograr un cambio sostenible para que el organismo comience a adaptarse a otro modo de vida y alimentación.

Particularmente, me gusta orientar a mis pacientes con este ejemplo en el que comparo nuestra alimentación con los movimientos de ingresos y gastos del dinero: en este ejemplo por los alimentos ingeridos entenderemos los ingresos, y la grasa corresponderá a la cuenta de ahorros en la que guardamos ese dinero entrante. Cuando gastamos todos nuestros ingresos impedimos el crecimiento de nuestra cuenta de ahorros; pero si tenemos muchos ingresos y al pagar todas las cuentas nos queda un excedente, podemos almacenarlo y depositarlo en una cuenta al igual que hace nuestro organismo con la grasa corporal. Ahora bien, si deseamos gastar el dinero depositado en la cuenta de ahorros contamos con dos alternativas: bien podemos dejar de recibir ingresos o disminuir la cantidad de dinero entrante (es decir, mejorar la calidad y la cantidad de los alimentos que consumimos); y/o aumentar nuestros gastos (con actividades como usar las escaleras en lugar de los ascensores, caminar distancias considerables, parquear lejos del lugar de destino, hacer ejercicios físicos tres o cuatro veces por semana).

Balance entre lo que ingiero y lo que gasto

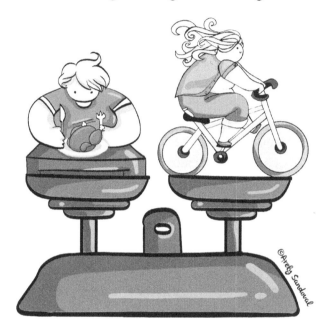

SI GASTO LO QUE COMO = MANTENGO EL PESO
SI COMO MAS DE LO QUE GASTO = OBESIDAD
SI GASTO MAS DE LO QUE COMO = PERDIDA DE PESO

Comprender cómo funciona nuestro organismo y el proceso de la pérdida de grasa significa adelantar buena parte del camino, aunque la práctica resulte más compleja que la teoría. Es importante reconocer que el camino no es fácil, y que no solo se trata de conocimientos o de dominar la información que he presentado hasta aquí; de ser así los médicos, los endocrinólogos y los nutriólogos estaríamos ajenos a esta realidad y yo como cirujano bariátrico no hubiese sido un paciente de manga gástrica como lo fui hace algunos años.

Si eres un paciente con obesidad e intentas perder peso, seguramente has escuchado de la llamada fuerza de voluntad, el amor propio, el autocontrol o la debilidad mental. Por eso, dedicaremos algunas líneas a aclarar cómo se relacionan estos conceptos y qué tanto se asocian con los fracasos en los procesos de pérdida de peso. Pues bien, comencemos por mencionar que la tasa de fracaso en la pérdida de peso en pacientes enfermos de obesidad asciende entre un 80 % y un 95 % del total de la población afectada, por lo tanto, no se puede decir que 950 personas de cada 1000 que fracasan en el proceso no tienen dominio sobre sí. Todos los que vivimos esta historia somos conscientes de que siempre hay algo más.

A nivel psicológico es posible que una persona con obesidad padezca un trastorno de alimentación como los atracones, el síndrome del comedor nocturno y la bulimia nerviosa. Los atracones se caracterizan por la ingesta de grandes cantidades de alimento y un sentimiento de descontrol cuando ello sucede. El síndrome del comedor nocturno lo padece aquella persona que tiende a pasar horas de ayuno en la mañana e ingiere carbohidratos como primera comida, luego vuelve a alimentarse varias veces durante la noche después de cenar. Mientras que, en la bulimia los atracones van acompañados con conductas compensatorias como la provocación del vómito o el exceso de ejercicio. Por otra parte, se ha evidencia lo poco que se tiene en cuenta la relación existente entre la obesidad y el sueño, el cual se define como la necesidad biológica de reparar o restablecer las funciones físicas y psicoe-mocionales del organismo. El Centro de Control de Enfermedades recomienda que la duración del sueño sea entre 7 y 9 horas. El ciclo circadiano es el que regula los procesos de sueño y de vigilia estableciendo una modificación en los niveles de las sustancias que nos mantienen alerta y en reposo. La correlación popular que se ha establecido entre este proceso fisiológico y el peso es que entre mayores horas de sueño se tengan se es más propenso a ganar peso porque aparentemente en estado de reposo el organismo gasta menos energía de reserva al disponer de menos tiempo, lo cual se aleja de la realidad salvo en aquellos casos en los que los gastos del combustible son mínimos durante el periodo de vigilia.

Las investigaciones que se han realizado recientemente desmienten esta correlación, pues todas las actividades biológicas se regulan con el equilibrio de las sustancias que producen nuestros órganos. Cuando se duerme poco también se gana peso porque el organismo debe ingerir mayores cantidades de alimentos por el mayor requerimiento de energía al permanecer en alerta durante más tiempo. También se ha evidenciado que la ganancia de peso se debe a alteraciones en sustancias como la grelina, la hormona del hambre producida en el estómago, que se eleva en las noches; y otras alteraciones como la disminución de la disponibilidad de otras como la leptina, producida en la grasa, la cual regula la saciedad en nuestro cuerpo induciendo a la sobreingesta de alimentos.

Asimismo, no profundizar en el sueño o que este no sea reparador, hace que al despertar necesitemos mayores niveles de combustible o alimentos, y que inconscientemente consumamos aquellos que nos proveen de energía de forma inmediata como los carbohidratos simples, el azúcar, la fructosa, el sirope de maíz, etc. Ganamos peso de esta forma porque nuestro organismo solo utiliza los nutrientes que necesita para producir energía, y los restantes los almacena en nuestro cuerpo como grasa. De igual modo, permanecer en vigilia por tiempos bastante prolongados incrementa los niveles de la hormona cortisol que eleva, a su vez, los niveles de insulina que es la hormona encargada de regular el azúcar en la sangre y guardar el excedente disponible que es transformado en grasa.

Otras enfermedades que se relacionan con el aumento del peso son aquellas en las que se presentan cambios hormonales como el hipotiroidismo asociado al aumento del peso, la enfermedad de Cushing que incrementa la producción de esteroides propios, el Síndrome de Ovario Poliquístico (SOP) que está altamente relacionado con la infertilidad, la resistencia a la insulina, la obesidad, entre otras condiciones. Pese a ello, se considera que al llevar una dieta balanceada, realizar actividad física y tener un control médico de estas enfermedades los pacientes pueden controlar la obesidad.

Igualmente, el uso de algunos medicamentos como los esteroides, los anticonceptivos y los antidepresivos también se asocia con el incremento del peso. Ello puede deberse al aumento del apetito o a la hipoactividad que estos generan, o bien porque ocasionan algunas modificaciones en la producción de las hormonas sexuales.

De acuerdo con los estudios realizados por la Escuela de Medicina de la Universidad de Nueva York, y otras investigaciones que agrupan diversas indagaciones científicas se considera que los agentes químicos a los cuales nos encontramos expuestos actualmente se asocian con la génesis de la obesidad. Entre ellos se destaca la presencia de la sustancia bisfenol A en los alimentos enlatados y procesados, los pesticidas, y los ftalatos presentes en el PVC y en los plásticos, entre otros artículos y productos de uso diario que en muchas ocasiones actúan como hormonas modificadoras del sistema endocrino y generan cambios a nivel metabólico. Algunas de las teorías que se han formulado al respecto señalan que estas sustancias químicas modifican procesos estructurales y genes que intervienen en el apetito, el equilibrio de la energía y el metabolismo de las grasas y los azúcares.

Una causa indirecta de la obesidad que merece ser resaltada son las políticas socioeconómicas que existen en algunos países, en los cuales no se tiene un control de los alimentos, falta información en el etiquetado de los productos y donde la población en etapa educativa presenta altos índices de obesidad. Mientras que en aquellos países como Japón, que cuentan con leyes regulatorias para el control de la obesidad, se registra una incidencia menor de esta enfermedad en la población.

Por otro lado, la pirámide alimenticia que se ha enseñado desde antaño en las escuelas ha sido el resultado de campañas mercadológicas, que destacan como base fundamental de nuestra alimentación la ingesta de carbohidratos, mientras desaprueban la ingesta de las grasas. Estas campañas promocionales han incitado a la población a consumir cereales, los cuales han pasado a ser los preferidos por los adultos en la ingesta alimentaria para los niños; asimismo, han incitado al consumo azúcares refinadas con el desarrollo de productos que contienen grandes cantidades de carbohidratos simples e incluso han creado productos con la cantidad exacta de carbohidratos para producir adicción. Sin embargo, recientemente se han demostrado los beneficios de reducir la ingesta de carbohidratos y de incrementar la ingesta de proteínas y grasas en la dieta.

Si bien cada uno de estos factores puede ser una causa de la obesidad, independientemente de ello y de nuestras historias, es posible que dos o más de estos factores confluyan y desencadenen la manifestación de la enfermedad. Por eso, es importante que comprendamos que estas situaciones pueden modificarse con la decisión de afrontar la obesidad, conociéndola desde otra perspectiva y haciendo las cosas de un modo diferente al que hemos adoptamos hasta hoy. En estas líneas hemos visto que en la manifestación de la obesidad y en los estancamientos en el proceso de pérdida de peso influyen múltiples factores, no es nuestra culpa. Te invito a pensar en esta idea, a incorporarla y a reconocer la responsabilidad que tenemos frente a la obesidad, bien podemos quedarnos en el mismo lugar o elegir vencerla.

En estas páginas te invito a evaluar tu vida y a reconocer cuáles son los factores que causan la obesidad en tu caso, recuerda que con frecuencia más de uno puede estar generando tu situación de salud. Ver la obesidad con nuevos ojos es el primer paso para liberarte de la carga emocional y conocer las rutas de tratamiento. Haz las paces contigo con la decisión firme de recuperar el territorio que te pertenece. Este es el preciso momento y punto de partida para iniciar la carrera hacia la vida que quieres vivir, esa soñada llena de éxitos y en la que eres libre para siempre de la obesidad. Puedes lograrlo con tu elección, si tu mente se determina a conseguirlo, y si tu corazón está abierto y dispuesto a emprender un camino que hasta ahora posiblemente no has tomado.

CAUSAS DE LA OBESIDAD

1. Respuesta de nuestro cerebro reptiliano, inconsciente.
2. Bioneuroemoción.
3. Desequilibrio entre la ingesta y el gasto energético diario.
4. Vida sedentaria o inactividad.
5. Alimentos con un pobre valor nutricional (comer disparates).
6. Genética.
7. Herencia del estilo de vida familiar.

8. Medicamentos.

9. Enfermedades (aumentan el peso o inactividad).

10. Exposición a sustancias químicas y contaminantes.

11. Trastornos de la alimentación.

12. Trastornos del sueño.

13. Guías nutricionales manipuladas por empresas por años.

14. Políticas sociales y económicas.

15. Edad.

EJERCICIO PERSONAL

Enumero las posibles causas que he podido identificar como causantes de mi obesidad:

1.

2.

3.

4.

5.

B) Especifico qué hábitos puntuales favorecen mi ganancia de peso:

1.

2.

3.

4.

5.

CAPÍTULO 3

¿Y SI TIENES OBESIDAD?

 Dios mío, concédeme la serenidad para aceptar las cosas que no puedo cambiar; el valor para cambiar las cosas que puedo cambiar y la sabiduría para conocer la diferencia".

San Francisco de Asís

Te comparto una buena noticia: tú puedes cambiar esta realidad.

Los seres humanos tenemos una cualidad hermosa y es la capacidad de escoger, de tomar decisiones y usar nuestro libre albedrío. Cuando adoptamos una postura de *aceptación* frente a la enfermedad y a cualquier otra condición que nos afecta, lo cual no significa *rendirse*, es probable que lo hayamos hecho ante la confusión de nuestro subconsciente, o incluso de manera consciente al no encontrar una salida o una solución a la problemática de la obesidad. Al conocer cómo esta enfermedad impacta tu cuerpo tendrás mayor consciencia para tomar una decisión respecto a cómo superarla. Por eso, te comparto esta sucinta explicación sobre algunos conceptos básicos que debes conocer si padeces obesidad. La información que encontrarás te ayudará a comprender que es cuestión de tiempo para que la obesidad como prestador usurero comience a cobrarse con creces la deuda acumulada. Estás tan solo a una decisión de cambiar tu realidad.

De modo que, encontrarás que este capítulo es la parte del libro más teórica y la que más información te brindará sobre los beneficios que obtienes al proponerte bajar de peso. Dedícate un tiempo y medita cada uno de los siguientes puntos en los que te comparto algunas de las razones médicas más frecuentes que ocasionan la obesidad, y que a su vez son las que tienen mayor impacto en nuestra salud, permitiendo que la reconozcas la obesidad como una enfermedad. Te invito a realizar esta lectura con atención, enfoque y detenimiento.

Comencemos con la resistencia a la insulina, una de las ruedas que encienden los círculos viciosos que detona la obesidad. La hormona insulina es una sustancia que se produce en el páncreas. Esta favorece el proceso celular de utilización de la glucosa como combustible y regula los niveles de azúcar para que el exceso pueda transformarse en la grasa que nuestro organismo usará como energía de reserva. Cuando aumenta la grasa corporal, esta invade nuestros músculos, el hígado, el páncreas y las paredes celulares, lo cual altera la capacidad de los receptores que reciben la insulina y que se acoplan para permitir que la glucosa entre a las células y sea utilizada como fuente de energía. Nuestro cuerpo interpreta este proceso como una carencia en los niveles de insulina circulante por lo que incrementa su producción en el páncreas, a su vez, el aumento de la cantidad de esta sustancia estimula la conversión de azúcares en grasas y su almacenaje en el tejido adiposo generando obesidad.

Si nuestro organismo mantiene una alta producción de insulina por un periodo prolongado, así como un mal funcionamiento de la acción de esta hormona o aumenta la resistencia a la insulina, se produce la diabetes. La manifestación de esta enfermedad indica que tenemos altos niveles de azúcar circulando en la sangre y que la función del páncreas se ha reducido, en consecuencia, requerirá dosis de insulina inyectada de manera vitalicia o hasta que se retorne a un peso saludable. Posiblemente, las altas cifras de personas que padecen diabetes pueden atribuirse a que esta comparte génesis con la obesidad.

La forma más común de la diabetes es la diabetes tipo 2. Esta enfermedad se caracteriza por la hiperglucemia que se produce cuando una persona tiene altos niveles de glucosa (azúcar) en la sangre, lo que genera graves complicaciones de salud que pueden evitarse si se aplica el tratamiento correcto. Ahora bien, antes de que esta enfermedad se manifieste tendremos varios avisos como la resistencia a la insulina, la prediabetes e incluso se presentan etapas en que al cambiar los hábitos y la medicación oral pueden regularizarse.

El progreso de esta enfermedad dependerá de nuestro peso: a mayor peso tendremos un mayor requerimiento de energía, lo que a su vez demandará una mayor cantidad de glucosa, ingerir más alimentos y producir más insulina hasta agotar la disponibilidad y la calidad que produce nuestro páncreas. Entre las secuelas que produce esta diabetes descontrolada se hallan: ceguera, infartos, insuficiencia renal, trastornos circulatorios y sensitivos, amputaciones y una disminución en la calidad de vida.

También encontramos las llamadas dislipidemias ocasionadas por los elevados niveles de triglicéridos en la sangre, una disminución del colesterol bueno y un aumento en los niveles de colesterol malo. Estas alteraciones se producen especialmente por el aumento de la grasa intraabdominal, que se evalúa al medir la circunferencia de la cintura a nivel del ombligo. El exceso de triglicéridos que se deposita en las paredes de los vasos que transportan la sangre puede causar la obstrucción de estos y provocar infartos, oclusiones de vasos, entre otras condiciones.

Otras enfermedades relacionadas con la obesidad son la esteatohepatitis, la hepatitis no alcohólica, la cirrosis e incluso el cáncer, dado que estas afecciones están asociadas con los procesos de transformación de los azúcares en grasas que ocurren en el hígado. La enfermedad del hígado graso puede evolucionar y convertirse en cirrosis y esta, a su vez, puede provocar la manifestación de un cáncer que actualmente es considerado una nueva indicación para realizar cirugías de obesidad.

Por otro lado, se encuentra la Hipertensión Arterial (HTA), enfermedad que se manifiesta cuando la presión arterial se eleva a niveles mayores a los 130/80 mmHg, según lo indican las guías más recientes. La HTA está íntimamente relacionada con la obesidad y se mide como la fuerza dentro de la luz de los vasos sanguíneos que tiene como finalidad llevar la sangre a todos los rincones de nuestro cuerpo. Si aumentamos nuestro peso corporal y, por ende, el espacio para esparcir la sangre, nuestro organismo necesitará más presión para que esta llegue a todas las partes del cuerpo. De ese modo, el corazón, que es el órgano muscular encargado de impulsar la sangre, tendrá que fortalecerse y engrosarse para lograr empujarla a todas las partes del cuerpo. Cuando el músculo cardíaco se agranda y se fuerza permanente terminan por deteriorarse las paredes de los vasos sanguíneos, incrementando así los riesgos de sufrir un daño renal, accidentes cerebrovasculares (ACV), aneurismas, edema pulmonar, cefaleas, entre otras afecciones.

De igual forma, conlleva a que las venas se tornen insuficientes y aparezcan las várices y las flebitis, compartiendo con la obesidad su carácter inflamatorio además del componente mecánico que implica el exceso de peso. Cuando la persona tiene sobrepeso u obesidad, las arterias que trasportan la sangre por todo el cuerpo y el sistema de las venas que la recoge se ve afectado: las venas se engrosarán, serán irregulares y aumentarán su tamaño, además del estado inflamatorio crónico y generalizado de la obesidad, elevando así la posibilidad de la formación de coágulos o trombos en las tortuosidades y ocasionando una trombosis. Si estos acúmulos se desprenden de las paredes de las venas son transportados en el flujo normal de la sangre hasta los pulmones y allí ocluyen las arterias pulmonares y desencadenan una consecuencia que compromete súbitamente la vida de los pacientes llamada embolia pulmonar.

Con frecuencia quienes presentan un estado de salud en que todas estas condiciones se combinan, se producen enfermedades coronarias o un infarto de miocardio. Cuando las células del corazón se afectan por la repentina oclusión de una de las arterias que lo nutren con sangre, la obstrucción y su proceso de taponamiento paulatino por alteraciones en los lípidos y por la HTA puede agravarse por las demás condiciones de endurecimiento de las arterias y diabetes, en consecuencia, ello puede ocasionar la muerte de los pacientes.

Pero eso, no solo afecta al sistema cardiovascular, también tiene un impacto en el sistema respiratorio, dado que ocasiona la obstrucción y restricción pulmonar, un funcionamiento anormal, la disminución de la ventilación, asma bronquial, sensación de sofocación, asfixia, trastornos del sueño y apnea obstructiva; afecciones que no son diagnosticadas en aproximadamente el 80 % de las personas enfermas. La obstrucción parcial o completa de la vía aérea durante el sueño se manifiesta con ronquidos e interrupciones en la respiración y se asocia con trastornos neurocognitivos por la pobre oxigenación cerebral. En los casos más extremos, esta apnea provoca somnolencia diurna secundaria debido a la falta de sueño reparador y profundo por lo que resulta especialmente peligrosa para los conductores. Asociada con otro factor, la apnea junto con la obesidad, ocasiona HTA con sus respectivas consecuencias, por la elevación constante de los niveles de cortisol en la sangre, entre otras sustancias.

Estos problemas respiratorios se agravan cuando las personas presentan síntomas de reflujo gastroesofágico (RGE) que se manifiesta con dolor, ardor, voz ronca, mal aliento, sensación de quemazón en la zona del pecho, eructos espontáneos y malestares en la garganta como dificultad para tragar. Esta afección es ocasionada por la presión que ejerce la grasa visceral dentro de la cavidad abdominal, la cual empuja hacia arriba al estómago alterando los mecanismos normales anatómicos anti reflujos y también se produce por la irritación gástrica que originan los malos hábitos alimenticios. Una posible complicación puede ocurrir cuando el ácido sube mientras el paciente duerme, dado que al llegar a los pulmones desencadena crisis como neumonías y las ya mencionadas complicaciones.

Ahora bien, una persona con cualquiera de estos padecimientos presenta mayores riesgos de sufrir un ACV, comúnmente conocido como "derrame cerebral", el cual también se asocia con las alteraciones que son descritas como unas de las principales consecuencias de la obesidad. El ACV ocurre cuando se reduce o interrumpe el suministro de sangre a una parte del cerebro, lo que impide que este tejido reciba el oxígeno y los nutrientes que necesita para funcionar correctamente, generando daños en las neuronas y secuelas permanentes como perder la capacidad de mover las extremidades o medio cuerpo y la capacidad para hablar o pensar. Ello obliga a los pacientes a permanecer en cama y ocasiona la muerte meses o años después de la ocurrencia de estos eventos por un taponamiento en uno de los vasos (produciendo un infarto) o la ruptura de alguno de estos (produciendo un sangrado cerebral).

A largo plazo se presentan afecciones a nivel neurológico como la enfermedad de Alzheimer, de Parkinson y otras enfermedades degenerativas cerebrales. El deterioro cognitivo, principalmente de la memoria y las enfermedades cerebrales en general, están relacionadas con la inflamación neuronal que causa la obesidad, la cual conlleva a una inflamación sistémica generalizada. En este punto es importante recordar que el consumo excesivo de azúcar puede producir adicción y un efecto similar al que tienen las drogas adictivas cuando estos actúan en el cerebro.

Por otra parte, encontramos que la obesidad origina traumas emocionales en el ser humano como los sentimientos de frustración, abandono, maltrato y pérdida. También aparece la culpa como uno de los principales pensamientos limitantes que crecen por la imagen negativa que tenemos de nosotros mismos y son alimentados por el espejo y nuestro entorno y la consecuente baja autoestima que puede conducir a un estado depresivo secundario dada la constancia del estímulo negativo y persistente que recibimos. Algunos fármacos que se utilizan para tratar la depresión provocan un aumento de peso; a su vez, este trastorno detona uno de los círculos viciosos de la obesidad porque disminuye la capacidad y el ánimo de las personas para hacer las cosas, las lleva a procrastinar y a perder la motivación para realizar actividad física generando una disminución en el gasto diario y un desbalance entre este y la ingesta de alimentos. De allí que se afirme:

> [Que] la propia creencia de que la obesidad es culpa de quien la padece y el estigma social de la obesidad parte del desconocimiento de los múltiples determinantes de esta enfermedad. Existe fuerte discriminación hacia las personas con exceso de peso. La peor consecuencia de esta falsa creencia es la búsqueda de tratamientos mágicos o dietas extremas que conducen a más obesidad en el tiempo. (LatamSalud, 2018, párr. 18)

La otra cara de la moneda es la pérdida de la esperanza ocasionada por la depresión. En este caso, la persona con obesidad se visualiza en el futuro buscando en él una solución para la enfermedad, solo que la desesperanza no le permite ver salidas y trae como consecuencia el desarrollo de trastornos

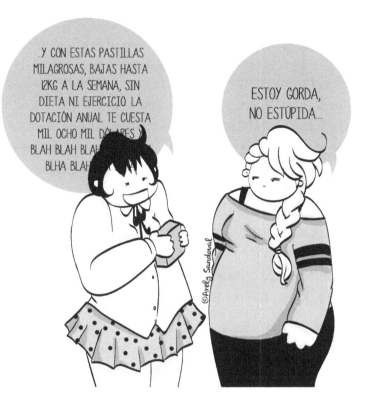

de ansiedad. Así, la persona afectada mantiene una preocupación constante por su salud y su aspecto físico, y teme seguir aumentando de peso, lo que origina otro círculo vicioso que le hace ganar peso debido a que el estrés y la ansiedad alteran las vías de regulación de la conducta alimentaria.

Ante estos trastornos, nuestro organismo reacciona liberando sustancias como el cortisol y la adrenalina, mientras que el cerebro primitivo se activa para que la persona responda a ellos con acciones como el miedo, los enfrente, se paralice o desarrolle obesidad. Cuando se desencadena esta última se produce fatiga y cansancio emocional, hastío, limitación en las actividades cotidianas e incluso en la calidad de vida de las personas. El reto más grande al cual se enfrentan las personas con esta enfermedad es que a mayor grado de obesidad, mayores serán estas limitaciones y a la vez disminuyen las posibilidades de vencerla por la mayor demanda de combustible, así como por el compromiso y el esfuerzo que requiere.

En cuanto a la intimidad de las personas con obesidad, se ve afectada su sexualidad debido a los problemas orgánicos, psicológicos o vinculantes que genera en ambos sexos. La obesidad altera la producción de las hormonas sexuales, afecta la libido, la respuesta sexual, las regulaciones hormonales y los ciclos; modifica las características físicas y genera trastornos de fertilidad. Sumado a ello, el síndrome del ovario poliquístico (SOP) que afecta a las mujeres se relaciona con el aumento de las hormonas que dan características masculinas; se asocia con la resistencia a la insulina que produce reganancia de peso, nuevas dificultades para la regulación hormonal y la posible instalación de un síndrome metabólico, creando así otro de los círculos viciosos en el que interactúa la obesidad. Además, en las mujeres que se encuentran en estado de embarazo la obesidad puede generar complicaciones tanto para la madre como para el niño y los hijos de padres obesos tienen una alta probabilidad de ser macrosómicos, esto es, de nacer con un peso mayor y una predisposición a padecer obesidad y diabetes.

Así pues, la obesidad no solo afecta anímicamente a quien la padece, también ocasiona mucho dolor físico: dolores de espalda, limitación de los movimientos y de la actividad física y participa por otros mecanismos en el ciclo de la inactividad. Con la manifestación de esta enfermedad también se es más propenso a tener problemas articulares como la artrosis, la artritis y la gota debido a que nuestro sistema estructural o de soporte no está diseñado para resistir ese peso; en consecuencia, esa sobrecarga en las articulaciones puede causar daños invalidantes, incluso en algunos casos requieren ser reemplazadas por prótesis artificiales debido al dolor crónico producto del peso que soportan. Las articulaciones que resultan más afectadas por la obesidad son las rodillas, los tobillos, las caderas y la columna lumbar. Cuando las personas presentan simultáneamente obesidad y alguna enfermedad reumática, dado que ambas son inflamatorias y aumentan el ácido úrico, se producen daños en el riñón además de las articulaciones.

Una de las características que tiene la obesidad y algunos malos hábitos alimenticios es su relación con al menos 18 tipos de cáncer. Las teorías que afirman lo anterior se afianzan en la capacidad de las células cancerígenas a ser dependientes de glucosa, así como también en el estado de inflamación crónica en que se encuentra el paciente obeso y las alteraciones hormonales secundarias que participan en la génesis de un cáncer. Por eso, se afirma que un método preventivo para la aparición del cáncer consiste en mantener un peso corporal normal y llevar una alimentación saludable.

Durante la crisis mundial provocada por el COVID-19, en el año 2020, se ha identificado que la obesidad es el segundo de los factores independientes que ha provocado mayores ingresos en el área de cuidados intensivos, después de la edad. No solo se debe a afecciones como la diabetes y la hipertensión que predisponen a los pacientes con coronavirus a sufrir complicaciones, sino también por el estado inflamatorio crónico del tejido graso.

Hoy sabemos que no existe el "gordito sano". Cada vez se realizan más investigaciones que comprueban que la obesidad y el exceso de grasa en un paciente sin comorbilidades tienen múltiples efectos en el funcionamiento de nuestro organismo. Cuando se manifiestan otras enfermedades en los pacientes obesos y aparecen las consecuencias de cada una de estas afectando a los demás sistemas del organismo, se inicia un efecto dominó, en cascada, que deteriora la salud de la persona, ocasiona la pérdida de la calidad de vida o incluso la muerte. Si bien estas condiciones pueden manifestarse en cualquier momento, también es posible que no aparezcan. Lo importante es conocer esta realidad para tener mayor consciencia de lo que estamos cultivando hoy para cosechar en el mañana, y tomar la decisión de superar lo que nos afecta y cambiar aquella situación que no nos gusta.

Reflexiona, conversa responsablemente contigo mismo y pregúntate: ¿cuánto y hasta cuándo permitirás que la obesidad siga impactando tu vida?

¿Qué decides?

¿Permanecerás de brazos cruzados o superarás la obesidad?

Ejercicio

Crear conciencia acerca de dónde y cómo estás ahora.

Frente a un espejo, sin ropa y de pie, observando cada área de tu cuerpo y conectando con tus pensamientos y sentimientos responde:

1. ¿Qué ves?, y ¿a quién ves?

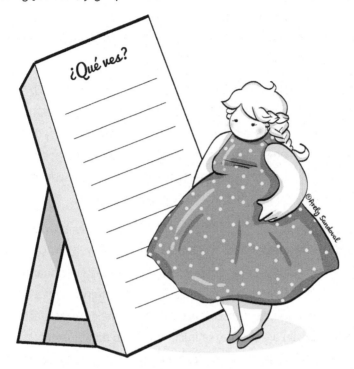

2. Identifica y enumera qué condiciones, afecciones, enfermedades tienes en este momento, tanto físicas como emocionales.

3. Ten una conversación contigo mismo y di qué vas a hacer. Comprométete contigo a hacer mejores elecciones.

CAPÍTULO 4

¿OBESO Y FELIZ?

 La felicidad aparece cuando lo que piensas, lo que dices y lo que haces están en armonía".

Mahatma Gandhi

Respóndete a ti mismo, honestamente y sin sentirte juzgado o cuestionado por ninguna persona: ¿te sientes y eres feliz?

Profundiza y cuídate de no evadir la realidad que en este momento afecta tu relación contigo mismo, tu autoestima y tu amor propio. Pues ciertamente la actitud lo es todo, y si además procuramos mantener una coherencia entre nuestros pensamientos, ideales y la realidad que vivimos, es posible que ese estado se traduzca en felicidad. No obstante, debemos distinguir si estas actitudes las utilizamos como escudo o son nuestra verdad.

Por eso, te invito a pensar si tu respuesta ¿es una respuesta consciente?, y si ¿con ella intentas justificar o no que te quedarás como estás y en el lugar en el que te encuentras? Confróntate, abandona tu zona de confort, no te acomodes en un estado de aceptación irreal. La obesidad es una enfermedad entre muchas y es normal que al padecer una afectación en nuestra salud se nos dificulte mantenernos en un estado de felicidad. Si realmente eres feliz, da gracias a Dios porque lo eres, pero piensa si has respondido a este interrogante desde la aceptación y/o el amor propio. Muchas veces confundimos nuestro ser y ocultamos con estos conceptos nuestra verdadera indisposición a transformar la realidad. Es posible que con nuestra respuesta intentemos evadir la responsabilidad que tenemos de diseñar nuestro propio destino y salir de esa situación, más que aceptarlo puede ser un acto de rendición al que hemos nombrado de otra forma, por eso es importante que respondas si realmente eres feliz.

En la actualidad, muchos médicos y la sociedad en general describen el estado de salud de los pacientes obesos como sano. Tal vez ello se debe a la tendencia de las sociedades modernas a reducir esfuerzos y a los parámetros con los cuales se establecen los rangos o la severidad de las condiciones médicas, que responden únicamente a intereses empresariales y a estrategias mercadológicas. Ejemplo de ello son las modificaciones que se establecieron en los niveles de presión arterial con el fin de excluir a millones de estadounidenses de la cobertura de gastos médicos por conceptos de presión arterial elevada; o bien que la realización de la cirugía bariátrica se reserve para casos extremos, aun cuando se tiene evidencia contundente del control de esta y sus enfermedades relacionadas en casos con obesidad tipo 1 que son menos severos.

Erradamente se considera que los pacientes obesos que no tienen comorbilidades o enfermedades relacionadas presentan un estado pleno de salud. Pues acumular mayores cantidades de grasa no significa que nuestro organismo tiene un mayor número de células adiposas, contrario a ello, la acumulación mayor de grasa apunta a una inflamación crónica y sistémica de estas células, las cuales producen constantemente sustancias tóxicas que influyen en la aparición, el desarrollo, las complicaciones y el descontrol de otras condiciones médicas de lo que se deriva la palabra mórbida. La Federación Internacional de Cirugía de la Obesidad y Trastornos Metabólicos (IFSO) estudia la relación que existe entre la obesidad y otras condiciones médicas y señaló que esta no se presenta como única enfermedad en estos pacientes, lo cual se evidencia en el momento en que los pacientes obesos se realizan una cirugía de pérdida de peso. Aunado a ello, la IFSO señaló que casi un 80% de norteamericanos han sido diagnosticados con depresión antes de realizarse este procedimiento. (Ramos, 2019, p. 48)

Porcentaje de enfermedades relacionadas con la obesidad según las regiones del mundo en pacientes que se sometieron a cirugía bariátrica, periodo 2015-2018

	América del Norte	América Latina	Europa	M. Oriente y África	Asia
Diabetes	26.3	19	16.9	16.9	29.7
Presión alta	48.9	33.2	26.6	20.3	35.3
Depresión	77.4	33.2	26.6	20.3	35.3
Apnea	44.2	19.2	14.9	9.0	39.8
Dolor muscular	N/A	3.0	12.2	11.5	11.4
Reflujo	31.4	17.5	13.5	9.3	7.8
Dislipidemia	36.6	26.4	13.9	18.9	24.8
Fuente: Registro mundial de la IFSO. 2015-2018					

¿Tu opinión sobre la obesidad sigue siendo la misma?

Como verás, intentar superar la obesidad no solo responde a una cuestión de estética, también se trata de nuestra salud. Te recomendamos acercarte a un experto que te ayudará a perder esos kilos o libras de más, busca un guía que te oriente en el proceso para mejorar tu estado de salud. Quedarte paralizado e indiferente ante esta enfermedad no debe ser una opción. Recuerda que puedes superar esta enfermedad porque la obesidad solo habla de tu estado de salud y no es lo que te define como persona. Sin duda, te retará. Lo sé porque yo también hice muchos intentos, y al percatarme de que no era feliz con mi estado y mi realidad, decidí operarme en el año 2016, movido por el cansancio y el sentimiento de no poder más con la obesidad.

Todos los que hemos intentado perder peso sabemos que no es fácil; que esta tarea nos exige realizar muchos esfuerzos; que afrontar la enfermedad es un reto; que el entorno que nos bombardea constantemente no nos ayuda a hacer el camino menos accidentado y que implica una inversión económica, de tiempo y sudor. También sabemos que algunos perdemos libras con mayor facilidad que los otros porque tenemos distintas realidades de disponibilidad, estímulos, recursos y apoyo emocional. Además de ello, también es importante que reconozcamos y sepamos con certeza que todos podemos lograrlo si tomamos las decisiones y damos los pasos que son necesarios y correctos.

Puedes eliminar tu exceso de peso, y si por causa de esta enfermedad no eres feliz, es imperioso que hoy tomes la decisión de lograrlo. No te conformes ni te acomodes en este estado, vale toda la alegría, no la pena como usualmente decimos, mereciendo todo el esfuerzo y el sacrificio de debes hacer para conseguirlo. Encuentra el punto de equilibrio entre tu calidad de vida, tu estado emocional y la aceptación necesaria de la enfermedad como punto de partida. Es tiempo de pensar en ti y darte prioridad. ¿Qué te parece si desde hoy tomas la firme decisión de encaminarte en el proceso de vivir sin obesidad? No más excusas ni justificaciones, ni víctimas, ni juicios.

¿Te visualizas en un futuro sin obesidad? ¿Crees que puedes hacerlo? Te invito a ponerte frente a un espejo y a soñar despierto, consciente de que lo puedes lograr. Todo lo que hasta ahora ha sido creado, inventado o alcanzado se debe a que una persona lo vio primero en su mente y luego lo impulsó con su corazón para materializarlo. ¿Ves esa posibilidad más adelante? Hazla presente ahora, créala, suéñala y materialízala desde este momento.

Dentro de las múltiples posibilidades, puedes escoger al mejor médico, adquirir productos suplementarios que faciliten el proceso, estar en el mejor gimnasio o ser guiado por el entrenador élite y estar comprometido contigo mismo a vivir realmente feliz y sano. Es tu elección, tú decides si quieres apuntar todos tus cañones hacia un mismo objetivo y dejar la obesidad atrás. Cada día nos ofrece muchas oportunidades para diseñar nuestro destino, pero tú decides cuáles aprovechar. Procura tomar las decisiones correctas y optar por lo que te encamina sobre el sendero que has escogido.

PÁRATE EN ZAPATOS ANCHOS

"La empatía es ponerse en la piel de otro para averiguar qué está sintiendo exactamente esa persona o qué está pasando en un momento dado".

Deepa Kodikal

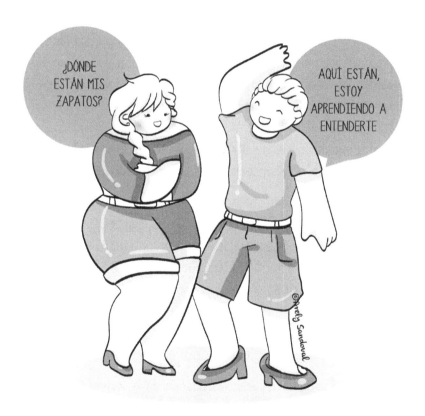

La mayoría de los casos de obesidad no son tratados de una manera eficiente. Es una de las enfermedades menos comprendidas y aceptadas, así como una de las que genera mayor estigma para quienes la padecen. Comúnmente, llegan personas con obesidad a mi consultorio para que inicie con sus hijos un tratamiento de pérdida de peso y comentan que ello no ha sido posible porque no tienen fuerza de voluntad, incluso he notado en el discurso de algunos médicos este tipo de reproches que son bastante común en la sociedad. Cuando escucho referirse a la fuerza de voluntad como la razón y origen de la obesidad, solo evidencia la superficialidad y el desconocimiento pleno de la enfermedad.

En más de una ocasión me he puesto el sello de paladín de la justicia inclinándome por defender al "acusado" y preguntándole al acompañante: si es tan fácil como usted dice, ¿por qué no baja su propio peso? Si bien no es la mejor manera para hacerle comprender a estas personas que los ataques y los juicios no ayudan a los niños a avanzar en el proceso, es necesario que comprendan que a veces el mensaje puede llegar a lastimar y causar un efecto no deseado, aun cuando tuvieron las mejores intenciones. Debemos ser más empáticos, ponernos en el lugar del prójimo, bien sea que estemos tratando con un enfermo de obesidad u otra condición o con un familiar que está angustiado porque no sabe cómo ayudar a un ser querido que tiene sobrepeso.

Nuestro entorno ignora frecuentemente los obstáculos sociales y propios que afrontan las personas con sobrepeso y obesidad. Así, muchas personas que padecen estas enfermedades deben enfrentar a diario la predisposición, el estigma y la discriminación de las que son víctimas por parte de otras personas a causa de su peso corporal. Aproximadamente, más de la mitad de casi todas las sociedades presentan sobrepeso u obesidad y en muchos de estos casos las personas señalan que su enfermedad no solo repercute en su estado de salud, sino también en su bienestar social.

Normalmente el estigma del peso se evidencia en las experiencias y espacios en que nos movemos en nuestra vida cotidiana: en el trabajo, en el colegio y hasta en la atención médica. El sobrepeso ha sido objeto de un prejuicio que socialmente es aceptado y visto con normalidad, por lo que pocas veces se le confronta con la debida atención e incluso en muchas ocasiones los hogares dejan de ser lugares seguros para las personas con sobrepeso y se tornan en espacios donde se les juzga. De allí la importancia de reconocer el estigma de la obesidad en todos los aspectos de la vida, así como su naturaleza y extensión; de esa forma, podremos concientizarnos sobre sus efectos negativos y generar acciones que propendan por desarraigarlo de nuestra sociedad.

Es común que las personas piensen que la obesidad puede prevenirse con el autocontrol, que el incumplimiento individual y la falta de voluntad explican el fracaso en los procesos de pérdida de peso y que los problemas emocionales no son la causa de la obesidad. Dichas creencias, sobre la causalidad y la estabilidad de la obesidad, son factores importantes que contribuyen a las actitudes negativas. Por ejemplo, algunos estudios han demostrado que es más probable que las personas obesas sean estigmatizadas cuando se percibe que su condición de sobrepeso es causada por factores controlables (como la ingesta excesiva de alimentos, en lugar de deberse a un problema de la tiroides), y si se percibe la condición como una elección personal y no un serio problema de salud.

Asimismo, se evidencia que en el ámbito laboral se tiene una percepción negativa de la obesidad y de las personas que la padecen. Pues muchos compañeros de trabajo y empleadores ven a los empleados obesos como menos competentes, "flojos" y carentes de autodisciplina; lo cual impacta negativamente sus sueldos, ascensos y las decisiones sobre el estatus laboral de estos empleados. Incluso la percepción que se tiene sobre la enfermedad en este medio influye en la decisión de darle cargos directivos o no a las personas con obesidad, porque se considera que no pueden llevar a cabo las funciones de estas áreas y controlar a sus empleados al no tener autocontrol.

[Es así como los] estudios experimentales indican que los solicitantes obesos tienen menor probabilidad de ser contratados que los que son delgados, a pesar de que cuenten con idénticas aptitudes laborales. También están emergiendo en aumento los casos legales en los que empleados obesos fueron despedidos o suspendidos debido a su peso, a pesar de haber demostrado buen desempeño laboral y aun cuando su peso corporal no tenía ninguna relación con sus responsabilidades laborales. (Obesity Action, s.f., párr. 11)

Ciertamente, los solicitantes de empleo con obesidad son enjuiciados y catalogados como individuos con insuficiente autodisciplina, supervisión, higiene personal, menor ambición y productividad por lo cual no son admitidos. Y en muchas de las organizaciones que los contratan las áreas de Recursos Humanos desconocen la situación real de estos empleados o les dan puestos en los que se requiere tener poco contacto cara a cara con los clientes. De la situación que enfrentan los solicitantes de ascensos obesos se puede decir que son calificados con menores expectativas que sus homólogos sin sobrepeso, además, presentan mayor dificultad que otros candidatos para que sus gerentes los recomienden para recibir ascensos y para ser contratados en puestos de alto nivel. Al hacer una discriminación por género, se evidencia que las mujeres obesas ganan hasta un 12 % menos que las mujeres sin sobrepeso y tienen mayor probabilidad de desempeñarse en empleos donde reciben una remuneración menor que las mujeres delgadas. Los hombres obesos ocupan una mínima proporción y reciben menores salarios que los empleados que no están enfermos en puestos gerenciales y profesionales.

> Por otra parte, también se presentan múltiples formas de estigmatización del peso en los ámbitos educativos. Los estudiantes obesos enfrentan numerosos obstáculos, que van desde acoso y rechazo por parte de los compañeros en la escuela, hasta actitudes prejuiciosas por parte de los profesores, menor aceptación a los colegios universitarios y expulsión injustas. La severidad de este problema se destaca por medio de la investigación, que muestra que el estigma comienza a edad muy temprana. Por ejemplo, se han reportado actitudes negativas entre niños en edad preescolar (entre tres y cinco años), quienes asociaban a sus compañeros con sobrepeso con las características de ser malvados, tontos, feos y de tener pocos amigos. (Obesity Action, s.f., párr. 15)

Esta predisposición en el ámbito escolar se expresa a través de la victimización extensa en la escuela y las actitudes negativas de los profesores, administradores e instituciones académicas. Un niño o adolescente se enfrenta a estas actitudes negativas en la relación con sus compañeros desde la etapa preescolar. En esas etapas tempranas, la estigmatización se expresa con burlas dirigidas a los compañeros con obesidad y con su exclusión de los espacios y momentos de juego. Esa tendencia a estigmatizar continúa durante el bachillerato donde a los estudiantes obesos se les considera como faltos de moderación y también son excluidos de las actividades sociales.

Si has vivido situaciones como las que menciono y sientes que al leerlo has vuelto a sentir un dolor que habías superado, probablemente la vida te esté invitando a sanarlos, comprenderlos y aceptarlos. Recuerda que, así como esperamos que los demás sean empáticos con nosotros, también debemos serlo al reconocer que todo esto pasa por desconocimiento. Al hablar de estas situaciones, recordarás otras similares e incluso más desagradables que estas, las cuales creías que estaban resueltas y, sin embargo, hoy vuelven a tu memoria para abrirte los ojos y llamarte a perdonar.

Cuando confluyen las actitudes negativas que una persona con obesidad enfrenta en el trabajo por su peso, el rechazo de los compañeros y un trato inapropiado por parte de los profesionales de la salud puede producirse un impacto altamente negativo en la calidad de vida de estas personas. Entre las consecuencias que les puede ocasionar la discriminación directa y las formas más sutiles de predisposición a las personas obesas se hallan: sufrimiento, consecuencias psicológicas y sociales, otros problemas de salud física, depresión, ansiedad, baja autoestima, una imagen corporal negativa, se enfrentan socialmente al rechazo, a tener una calidad pobre en las relaciones interpersonales y resultados académicos negativos.

Por eso, es importante educarnos sobre los estigmas que se han relacionado con la obesidad, pues comprenderlos nos ayuda a confrontar las actitudes negativas que se pueden propiciar en nuestro entorno. Si estás pasando por una de esas situaciones, apóyate en aquellas personas que también tienen la enfermedad e intentan bajar de peso o en amistades y miembros de la familia que te respalden. No evites participar de actividades amenas por los sentimientos negativos que puedes tener o que los demás pueden tener por tu peso, todo lo contario, establece metas para aliviar esas restricciones y participa de manera más completa en esas experiencias.

La obesidad no debe hacerte sentir inferior. Practica estrategias positivas como hablar contigo, enfatiza en la aceptación personal y la autoestima positiva.

Pero también levántate y comunícate desde el amor, con sinceridad, con el corazón en la mano y sin enojos con aquella persona que mostró predisposición y cuyos comentarios resultaron inapropiados e hirientes y explícale que nadie merece que le hagan observaciones tan desagradables por su peso. Recuerda que no es tu debilidad o tu derrota. Habla con el terapeuta y apóyate en otras personas que te ayuden a identificar formas efectivas para vencer el estigma y cambiar los pensamientos autodestructivos y la culpa por pensamientos positivos y a encontrar maneras más sanas de tratar con los demás.

Al ponernos en los zapatos de los demás evitamos conflictos, guerras, discusiones y enojos. A cambio, generamos felicidad, propiciamos ambientes llenos de amor y armonía, brindamos paz y desarrollamos empatía con las otras personas y comenzamos a tener más misericordia con nosotros mismos fortaleciendo esta relación que es la más importante.

NADIE QUIERE TENER OBESIDAD

Porque lo que hago, no lo entiendo; pues no hago lo que quiero, sino lo que aborrezco, eso hago".

Romanos 7.15

Posiblemente la obesidad sea una de las enfermedades más incomprendidas. A veces, nosotros como personal médico ni siquiera tratamos a nuestros pacientes con la empatía y la atención que ameritan y en ocasiones olvidamos ponernos en sus zapatos. Por eso, hoy quiero decirte que te comprendo, pues yo estuve en el mismo lugar en el que ahora te encuentras y me pongo en tu lugar siendo plenamente consciente de lo que yo experimenté. Sé el reto que representa vencer la obesidad; hoy quiero acompañarte en tu viaje.

Conocía muy bien la teoría y ayudé con mis manos a muchos pacientes a vencer la enfermedad, pero nada me sirvió cuando me tocó ser el paciente. Fueron muchas las veces en las que me di por vencido, considero que se debía al enfoque habitual y simple con el cual estaba enfrentando la enfermedad:

solo pensaba en lo que comía y cuánto gastaba sin profundizar en las causas de mi obesidad y su origen. Recuerdo haberme preguntado tantas veces sobre mi peso y cómo este podía dominarme. En medio de enojos y juicios que yo mismo lancé contra mí, arremetí contra mí mismo y me hice tantos reclamos que no tenían respuestas. Enfrentaba mi enfermedad en un ambiente donde todos decían: "estás bien gordo", y pocos llegaron a preguntarme: "¿estás bien, gordo?" Mi propio espejo se encargó de recordarme siempre cómo estaba y me mostraba una imagen que ocultaba quien yo era, me separó de mi esencia y de mi ser. Muchas veces me puse de pie frente a él y tuve conversaciones despectivas conmigo mismo, me hice burlas jocosas, y me puse de primero en el ataque contra mi persona antes de que otros los hicieran.

Un día decidí dejar la obesidad atrás, desperté siendo consciente de que definitivamente no quería continuar en el mismo lugar ni como estaba. Por eso, te comprendo y me hago uno contigo, y quiero invitarte a reflexionar si deseas permanecer en el mismo estado en el que hoy te encuentras, si eliges estar obeso o si te atreves a hacerlo todo de un modo diferente. Recuerda que la decisión de vencer la obesidad es únicamente tuya.

También quiero dedicarte estas líneas para que acompañes tu reflexión, espero que las encuentres de tu agrado. Léelas con atención, con curiosidad y con detenimiento. Haz todas las pausas y toma cada una de las palabras de este mensaje que he escrito para ti y que tengo ilustrado en mi consultorio:

"Hoy es el momento de detenerte, pensar y atreverte, de luchar y tomar decisiones, de dar el paso y comenzar a trazar nuevos caminos. Levántate y mira más allá, piensa en ti y en tu bienestar, ámate, valórate, encuéntrate o reencuéntrate, cuida tu mente, tu cuerpo y sobre todo tu corazón, confía y ten fe, siempre hay más para ti, siempre Dios nos tiene algo mejor. Después de todo, somos su creación perfecta, y si Él te dio la vida, pues entonces vívela".

Atrévete a comenzar hoy el camino para vivir sin cargas y dejar atrás la obesidad. En el siguiente capítulo profundizaremos en esos pasos que te llevarán a convertirte en la persona que vencerá exitosamente y para siempre esta enfermedad, los secretos que han pasado por alto muchos especialistas y autores en el tema, lo que necesitas saber sobre tu condición, las maneras de pensar y de ser, las herramientas que te ayudarán a trazar metas y a autogestionar progresivamente tus hábitos, las estrategias y el plan de acción que necesitas para construir el camino hacia tu nueva vida sin obesidad y sin vuelta atrás.

CAPÍTULO 5

Hacia tu vida sin obesidad

¡Sin vuelta atrás!

 "Una forma de abrirnos a nuevas oportunidades es hacer esfuerzos deliberados por mirar de un modo distinto las situaciones ordinarias. Al hacer esto puedes ver que el mundo está lleno de innumerables posibilidades y aprovechar alguna de ellas si te parece que merece la pena".

Sir Ken Robinson

Esta sección está inspirada en ti, es un regalo, una invitación a que te reflejes en un espejo de transformación y de amor, para que te decidas a ser arquitecto de tu propio destino. También se trata de mí, de mi pasión por servir y ayudarte a ver desde otra perspectiva el cambio que has iniciado; por aportarte diversas herramientas y métodos para que los apliques el proceso que llevas; y por acompañarte en un viaje hacia tu interior, el cual realizaremos con los ojos abiertos, dispuestos a vivir presentes y a construir otros de manera constante.

Seguramente has pensado que perder peso es un sacrificio. Esto se debe a la tendencia del ser humano a dirigirse hacia la derrota, al morbo orquestado socialmente y al esquema de la industria billonaria de pérdida de peso que busca mantenerte dentro de ese mercado. Por eso, quiero regalarte a través de estas páginas otra visión. Ciertamente, perder peso será un verdadero sacrificio, así es, te corresponde sacrificarte y debes hacerlo con determinación, confiado y con una entrega total.

Es importante aclarar que este sacrificio no significa perder o desprenderte de algo que te pertenece. Erróneamente hemos asociado esta palabra con un esfuerzo agotador, pero su origen proviene del latín *sacro* y *facere* que significa "hacer sagradas las cosas". Eres un ser de luz, creado por y para ser parte de una vida maravillosa que está conectada con la creación como un todo. Entonces, tu elección de llevar sanación y tu compromiso con tu bienestar y por cuidar tu templo o tu casa, debe encontrarse en armonía con tu mente y tu espíritu para hacer de ti algo sagrado.

Elige que tu proceso para superar la obesidad sea un verdadero, único y maravilloso sacrificio como lo ha sido para mí. Vive paso a paso, día a día, camina con la certeza de que este proceso te llevará a vivir sin obesidad, pero no esperes resultados determinados. Recuerda que las expectativas son las que nos roban la felicidad en los procesos; que lo que nos desmotiva es compararnos con la evolución y los cambios físicos que otros han logrado en esta lucha contra la obesidad, así como con los tiempos en los que lo han alcanzado. No debemos competir con los demás, sino con nosotros mismos; debemos vencer esa imagen ideal de cómo queremos vernos o pensamos que deberíamos estar, y transformar esos pensamientos limitantes que solo nos frenan y nos estancan en el proceso, ahí radica la belleza de vivir tu "sacrificio sin expectativas".

Aprópiate de estas ideas, rompe con tus prejuicios, responsabilízate de ti, escoge vivir conscientemente desde otro lugar y con otra mirada. Decídete a ser tu mejor versión, a mantenerte en una evolución constante y a ver cómo se cumplen todos sus sueños y metas, entre ellos llevar una vida sana y libre del exceso de peso. Anhelo verte sin obesidad, sonriente y caminando en plenitud. ¿Recuerdas la frase del libro de Hipócrates?:

"Antes de curar a alguien, pregúntale si está dispuesto a renunciar a las cosas que lo enfermaron"

En este capítulo el padre de la medicina y creador de nuestro juramento y yo nuevamente te pedimos que reflexiones en integridad: ¿estás dispuesto a renunciar?

ROMPE LA ETIQUETA

"La familia, la sociedad, la cultura, nos pone en un molde; cuando nos salimos del molde, empieza la curación y, no solo eso: hay que hacer algo que nunca haya hecho uno y mientras más difícil, mejor".

Alejandro Jodorowsky

Es tiempo de deshacerte de ese estigma, de todos los prejuicios y percepciones que se tienen acerca de la obesidad. Con ello no me refiero únicamente a la pérdida de peso o al estigma que te impone la sociedad o tu familia, sino a esa etiqueta negativa que has generado tú mismo, eso que piensas al ver a una persona obesa y al verte a ti mismo reflejado en el espejo.

Un estereotipo es un juicio determinado por conductas, patrones o ideales esperados por una cualidad determinada, el cual nos hace interiorizar la sociedad desde etapas tempranas de la vida. Pueden ser expresiones verbales, visuales, palabras, conceptos e imágenes que generan y refuerzan emociones negativas y destructivas como el rechazo, el enojo, la ira, los temores, el desprecio y el dolor hasta el punto en que la persona que ha sido etiquetada con ellos termina por asumirlos como verdaderos.

Los estereotipos que se crean en torno a la obesidad son tantos e influyen de tal manera en la percepción que tenemos sobre nosotros mismos que nos llevan al punto de olvidar, una vez que hemos vencido la enfermedad, lo que se siente ser discriminado y señalado por nuestra apariencia. De allí que algunas personas, aun cuando tienen familiares y amigos que padecen esta enfermedad, hacen bromas y comentarios que les recuerdan cuál es su situación y sus limitaciones; o, a veces, en un intento por "ayudar y crearles conciencia" a quienes luchan con el sobrepeso, dicen palabras que no eran las más indicadas y que generan el efecto contrario. Más importante aún es comprender que todo lo que te han dicho hasta hoy no te define. Cuando padeces una enfermedad como esta y, más aún, cuando decides iniciar este camino para vencer la obesidad, es necesario que comprendas que la opinión que tienes sobre ti es la más importante, así como las palabras que te repites y te crees cuando reaccionas a tu entorno o a cualquier estímulo.

Al final se trata de las etiquetas que te pones sobre ti, cada una es un puente o un abismo. Debemos cuidar lo que pensamos y decimos a los que amamos; asimismo, debemos comprender que todo lo aprendido hasta el momento −incluso lo que pensamos sobre nosotros mismos− es el resultado de nuestras creencias, valores, principios, experiencias, historias, aprendizajes y las palabras que hemos escuchado sobre nosotros por parte de nuestros familiares, amigos y la sociedad en la que hemos crecido, y también de aquello que aceptamos como bueno y como válido de acuerdo con la interpretación y el juicio que realizamos en ese momento.

El escritor John Maxwell explica que uno de los efectos que se producen cuando tenemos pensamientos negativos es la adopción de creencias en las que nos basamos para tomar nuestras decisiones, las cuales terminan siendo equivocadas porque nos llevan a establecer como propios aquellos pensamientos y acciones negativas que repetimos, propiciando que estos se conviertan en hábitos negativos, los cuales nos alejan de la vida que deseamos y retroalimentan los pensamientos que nos llevan a fracasar. Pero si nos miramos con otros ojos y vivimos una sana relación con nosotros mismos, en la que nuestros pensamientos positivos son una elección intencionada, tomaremos esos eventos afortunados en nuestro ser y crearemos hábitos saludables y pensamientos positivos que nos llevarán a vibrar y a vivir en bienestar y satisfacción. (Maxuel, pa.60-61)

Ese dolor que te marcó para siempre, las palabras que esa persona desconocida te dijo en la calle y que te hirieron, lo que te dijeron tus padres, tu pareja o tu amigo no es lo que en realidad te ha causado dolor, sino la interpretación que les diste cuando pasaste toda esa información por los filtros de tu cabeza y estas te generaron esa emoción. Te han afectado de esa forma porque les diste a sus palabras un lugar preferente en tu sistema de creencias y un valor sumamente alto al asumirlas como una verdad absoluta sobre ti.

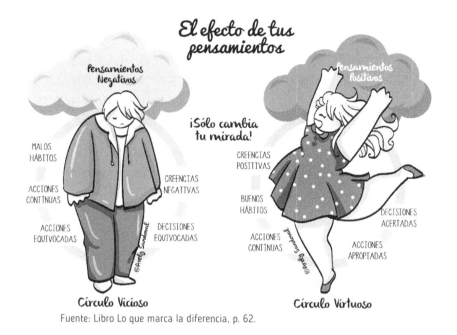

Fuente: Libro Lo que marca la diferencia, p. 62.

En este momento te invito a reflexionar sobre este punto. Te recomiendo apoyarte en la lectura de la obra *Amar lo que es* de Byron Katie, que encontrarás en su herramienta *El trabajo*. Allí Katie nos invita a hacernos cuatro preguntas para experimentar las situaciones y tomar las palabras de una forma diferente, viendo desde afuera los sentimientos o los pensamientos que nos restan valor o nos causan dolor y/o estrés. Este ejercicio nos ayuda a crear conciencia y a cambiar nuestra percepción al aceptar e interiorizar todos los aspectos que las preguntan van relacionando hasta que las respuestas profundas salen de nuestro interior. Puedes aplicarlo en cualquier momento si lo que buscas es una nueva forma de tener respuestas y apreciaciones e impedir que todas esas palabras que han dicho de ti dirijan tus pensamientos y tus actos o se vuelva una afirmación que obstaculiza tu posibilidad de transformación.

Cuántas veces te has dicho no podré bajar de peso, debo olvidarme de ese sueño, yo soy gordo y ya, a mi nada me sirve, es que mi familia es gorda, no puedo, no merezco hacer ese gasto en mi cirugía. O cuántas veces te han dicho que no has logrado bajar de peso porque no tienes fuerza de voluntad y que jamás vas a ser delgado. ¿Te suenan familiares estas expresiones? Piensa en aquellas que te has dicho a ti mismo y en las palabras similares que te han dirigido otras personas. Luego reflexiona en qué has puesto tus intenciones, tu enfoque y tu pasión, y ¿si alguna vez alguien sembró una maleza en tu jardín y tú te ocupaste de regarla y abonarla? (Katie, 2002, p.52)

Después de esto, te sugiero escribir en este espacio tres frases que te desaniman y no te permiten crecer que hayas identificado en el punto anterior, las cuales te repites constantemente:

1.

2.

3.

Este es un buen momento para realizar el trabajo de escritura propuesto por Byron en su obra, para lo cual tomaremos en cuenta las palabras, frases y expresiones que tú mismo te has dicho y que otros han proferido acerca de ti. Con total honestidad, conectando con tu conciencia, en presencia plena y con el corazón en las manos responde estas preguntas:

1. ¿Es verdad?

2. ¿Puedo saber que es verdad con certeza?

3. ¿Cómo reacciono y qué sucede cuando me creo ese pensamiento?

4. ¿Quién sería yo sin ese pensamiento?

Ahora invierte el sentido de esas palabras y expresiones; plantea lo opuesto. Ya sabes que los pensamientos producto de las expresiones negativas que otros han dicho de ti o que tú mismo te has dicho no son verdades absolutas, que te generan sentimientos y emociones como el dolor y la ira porque son respuestas primitivas de defensa y supervivencia. Verás que cuando cambias estas afirmaciones o juicios creas nuevos pensamientos y cultivas nuevas posibilidades, toma una de las expresiones anteriores o de las que escribiste, cámbiale el sentido y di: puedo y voy a bajar de peso, tengo las fuerzas para lograrlo, si alguien más pudo yo también puedo, alcanzaré mi sueño, seré delgado pronto, a mi todo me sirve, soy el último en mi familia con obesidad, puedo lograrlo, merezco invertir en mi cirugía. ¿Cómo suenan estas palabras? ¿Qué piensas ahora al leerlas o decirlas?

La idea de hacer este ejercicio no es que tu entorno deje de estigmatizar la obesidad y a ti por padecerla, ello requeriría una transformación social mayor. El propósito es conocer y aceptar que la única opinión sobre tu físico que realmente debe importarte e impactar tu vida es la tuya. Si deseas generar cambios en la realidad externa primero debes cambiar tu realidad, siendo consciente de que tus palabras de rechazo y desagrado, tus insultos y reproches hacia ti mismo solo te alejan de la posibilidad de vivir de un modo diferente.

También es importante que comprendas que la condición que padeces no define quién eres. No eres obesa, eres más que un físico, más que esa enfermedad, que un título, un cargo, el color de tu piel, tu lugar de nacimiento, más que tu género o tu preferencia sexual. Simplemente eres tú, una persona con obesidad, una enfermedad como tantas, y tú tienes la responsabilidad de cambiar esa situación.

Un buen comienzo es hacer las paces contigo, perdonarte por no aceptarte, por caer en el juego de las etiquetas, por todo lo que tú mismo te dijiste que te hizo sentir menos valioso, por juzgarte y criticarte y mantenerte en una actitud de derrota, resignación e impotencia. Eres un ser de luz que ha sido elegido por el universo para existir. Agradece y reconoce los esfuerzos que has hecho, tu valentía por buscar día a día cómo cambiar tu realidad, por leer este libro para ti y aplicar todos estos consejos en tu vida, y por permitirte explorar nuevas posibilidades. Siéntete agradecido porque tu historia te trajo hasta aquí, con todos tus logros y desaciertos, tus momentos de dolor y de celebración, todo lo que has dado y hecho con las herramientas y conocimientos que adquiriste y que han hecho de ti un ser maravilloso, una creación perfecta que está dispuesta a comenzar a vivir de una manera distinta.

En suma, en este capítulo he querido mostrarte lo importante que es cuidar las palabras que le dirigimos a nuestro prójimo y las que nos decimos a nosotros mismos. Te comparto esta frase del Sr. Henry Ford: "Tanto si usted cree que puede, como si cree que no puede, está usted en lo cierto". Y te invito a reflexionar:

En adelante ¿qué vas a decir de ti?

_____

_____

_____

_____

_____

_____

_____

TRANSFORMA TU ACTITUD

"Una actitud es una disposición mental del individuo a actuar a favor o en contra de un objeto definido".

Droba

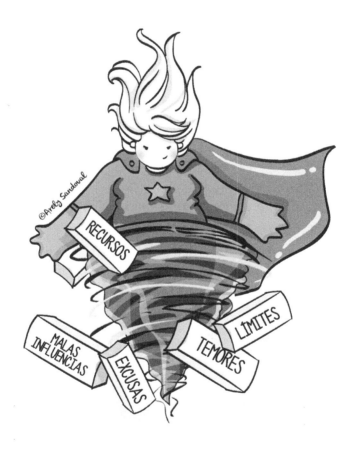

En el año 2017, nos comunicaron a mi esposa y a mí que Pablito, nuestro hijo menor, tenía un Trastorno del Espectro Autista (TEA). Los padres que hemos sido elegidos para recibir esta noticia sabemos lo desgarrador y perturbador que pueden llegar a ser estas palabras. Desde el momento en que las escuchas inicias un proceso de aprendizaje a través de lecturas de decenas de libros, visitas a múltiples especialistas, centros terapeutas, investigaciones propias y el conocimiento de tratamientos biomédicos y te das cuenta de la escasa información que hay al respecto, así como del poco consenso e interés de los gobiernos en apoyar a estos seres humanos únicos y a sus familias.

En nuestra incansable búsqueda, una noche, mientras mi esposa y yo realizábamos lecturas diferentes, ella encontró la historia de un joven que se había recuperado de TEA. Era Raun Kaufman, autor del libro *Autism Breakthrough*, que salió del espectro con un programa maravilloso llamado Son-Rise, creado por sus padres Neil y Samantha, quienes fundaron y establecieron el instituto Option para formar a otros padres y a voluntarios que desearan orientar a sus propios hijos en la mejora de las manifestaciones de la condición. Allí también se dictan otros cursos de transformación del ser, aunque la idea principal es enfocarse en la conexión que los padres pueden lograr con aquello que hacen sus bebés, para decirles y hacerles comprender que son amados y aceptados, que les dan felicidad y son comprendidos; pues al crear ese espacio de empatía y unión profunda los padres pueden entrar en su mundo y lograr con amor que ellos vengan al nuestro. Mi familia es testigo de lo poderoso y prometedor que resulta este programa para quienes tienen algún ser amado con TEA y del regalo personal que recibe quien decide formarse con ellos.

Cuando supimos del programa Son-Rise viajamos el año siguiente para entrenarnos en él. Uno de los mayores aprendizajes que obtuvimos nos lo obsequió el Sr. Neil "Bears" Kaufman sobre los pasos para transformarse en una "fuerza de la naturaleza". Enseñanza que hace referencia a la distinción y a los enfoques que debemos tener para lograr lo que queremos, para tener una vida diseñada con base en los sueños, estar en pie todos los días y tener la fortaleza para luchar cuando nadie más que tú cree que es posible lograr un cambio en nuestros hijos. El programa es una invitación impostergable a transformar nuestra actitud porque esta determina la forma en cómo recibimos y afrontamos lo que llega a nuestra vida y cómo actuamos y vivimos frente a ello, lo cual marca una gran diferencia entre los que se quedan estancados y los que logran su propósito. Al respecto, John C. Maxwell apuntó, en su libro *Lo que marca la diferencia*, que la actitud es la brocha con la que mente puede pintar todo de colores fuertes y brillantes para crear una obra maestra o convertir todo en algo oscuro y tenebroso. Nuestro regalo final del programa fue la convicción y la esperanza que nace desde el propio ser.

Reflexioné sobre el tema y encontré que también aplica en la toma de decisiones que nos parecen retadoras para alcanzar logros que consideramos imposibles o que vemos lejanos. Por igual para conseguir aquello que anhelamos y que nuestros relacionados y familiares no creen que podemos lograr, eso que ni nosotros mismos vemos o creemos posible como, en mi caso, ver a tu hijo libre de TEA y liberarte del sobrepeso y la obesidad.

En el curso Son-Rise Máximo Impacto, Kaufman nos presentó su plan para transformarnos en una fuerza de la naturaleza y poder crear lo inalcanzable para nuestros hijos. Desde entonces, toda nuestra entrega va en esa dirección. Esa fuerza de la naturaleza se refiere a los fenómenos naturales, eventos majestuosos que pueden tornarse incontrolables y que avanzan sin detenerse; solo ellos mismos pueden elegir su trayectoria, su impulso y su intensidad, cuándo iniciar e incluso determinar cuándo detenerse. Nadie puede modificar un huracán, un terremoto, una tormenta o la explosión de un volcán. Esta es la actitud que debemos asumir ante la obesidad, para vencerla tenemos que convertirnos en un tornado indomable, en el Krakatoa en erupción y tomar un camino sin detenernos en el logro de una nueva forma de vivir con éxito y sostenida en nuestra grandeza.

Para ser esa fuerza Kaufman indica que es necesario seguir estos cinco pasos:

1. Claridad de propósito

2. Convicción

3. Acciones retadoras

4. Pasión

5. Persistencia

1. Claridad de propósito

"Una persona que tenga objetivos muy claros conseguirá avanzar incluso en las condiciones más difíciles. Una persona que no tenga ninguna clase de objetivos no conseguirá avanzar ni siquiera en las condiciones más favorables".

Thomas Carlyle

Tener claridad en el propósito es visualizar lo que queremos alcanzar sin ponernos obstáculos, lo cual nos permite enfocarnos en nuestro objetivo y contestar una pregunta muy profunda y personal: ¿para qué quiero lograrlo? En este interrogante hallarás una indeleble y poderosa invitación a decidirte a marcar la diferencia entre lo quieres ser y lo que has sido y experimentado anteriormente.

Ello explica la importancia de apuntar en una dirección, de poner la mirada en tus objetivos y especificar qué deseas alcanzar para así iniciar el camino en esa dirección y mantenerte enfocado. El primer paso es definir qué anhelas e identificar y despejar qué te distrae de la idea y los objetivos que te has propuesto. En ese momento quitas de tu mente lo que no es relevante o no te aporta; te conviertes en un lanzador de grandes ligas y te toca el picheo de la victoria; apagas el sonido de las voces de la muchedumbre; no ves a los demás jugadores ni los contrarios, solo te enfocas en el guante del receptor; diriges tu haz de luz hacia una dirección y te atreves a hacer lo que debes hacer. Entonces, como un volcán en erupción dejas que la lava salga y corra hasta donde quiera llegar en libertad a iluminar los cielos.

Cuando deseas tanto perder peso, la ansias con todo tu ser, solo es en ese momento que tu propósito ya no tiene peros y tu mirada observa en letras grandes la frase que retrata tu sueño: vivir en salud, estar sano, tener una vida plena con propósito, vivir en armonía y en equilibrio. Eres un ser de luz, irradia, alumbra solamente ese camino que te lleva a vivir sin obesidad y a mantenerte en el camino hasta que finalmente suceda. Esta claridad en tu propósito te hará dar pasos firmes y te dará la seguridad de que lo vas a alcanzar.

2. Convicción

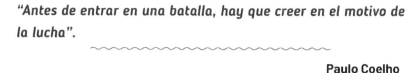

"Antes de entrar en una batalla, hay que creer en el motivo de la lucha".

Paulo Coelho

El segundo paso es la convicción, creer en ti y en tu objetivo. Es la seguridad y la certeza que tienes en eso que piensas o sientes, aunque no encaje con los deseos de la sociedad, las costumbres y lo que otros dicen de ti, solo piensas en esa realidad y eliges crearla. Encuentra los motivos, las razones y los argumentos poderosos que te aferran a ella para lograrlo. Es aquí donde nace tu motivación y la alimentas para mantenerte en el camino y en tu elección por comenzar un proceso de pérdida de peso y recuperar tu salud. En este mismo punto, mi convicción me separó de todos los que decían que mi hijo no saldría del autismo.

Ten en cuenta que tu verdad debe estar presente y debe ser respetada por tu voz interior; créala con el objetivo de alcanzarla. No bases tu convicción en creencias y un pasado limitante que está contaminado con recuerdos, experiencias, valores y expectativas. Cree en ti y en que cada día estás más cerca de alcanzarlo, eres la única persona que tiene la fuerza necesaria para hacer que ocurra; si no lo crees no lo lograrás, aunque cuentes con el acompañamiento del mejor de los médicos, te inscribas en un gimnasio o te realices la mejor cirugía bariátrica. Está en tus manos y en tu firme convicción.

Cuando tu sentir, tus palabras y tus actos se alinean con tus objetivos, puedes materializar tu pérdida de peso. Convéncete de que es posible. No permitas que las voces de los demás te digan lo contrario, escucha tu propio sentir y no esas opiniones débiles de los incapaces que solo creen en imposibles para eclipsar tu atención. Cuando los tornados trazan una ruta, nadie puede cambiarla, ni los muros, ni los árboles o el terreno pueden ser un obstáculo para ellos. En *Los secretos de una mente millonaria* Eker (2019) nos recuerda que "mis pensamientos generan mis sentimientos, mis sentimientos generan mis acciones, mis acciones generan mis resultados. Si quiero cambiar mis resultados, debo cambiar mis pensamientos". (p.33)

Te invito a reflexionar: si cambias tus pensamientos negativos por las expresiones que elaboraste en el capítulo anterior ¿qué sería distinto en ti? ¿Los haces tan tuyos que son tu fuente inagotable de convicción? Ten en cuenta que los objetivos no se cumplen de un día para otro; lograrlo requiere un proceso y a medida que avanzamos en él es que podemos crecer. Son nuestras elecciones y la sumatoria de pasos los que nos llevan a cumplir con el propósito de perder peso. Si al comenzar esta lectura pensabas que no podías tener éxito en un proceso de pérdida de peso, confío en que al llegar a este punto la convicción de alcanzar tu propósito se haya apropiado celosamente de tus pensamientos. Sigue avanzando y permítete disfrutar del camino.

3. Acciones retadoras

"Establece metas, desafíate a ti mismo y alcánzalas. Vive una vida sana y aprovecha cada momento. Elévate por encima de los obstáculos y céntrate en lo positivo".

Robert H. Goddard

¿Esperas que una fuerza o fenómeno de la naturaleza se comporte siempre de la misma forma? Jamás. Asimismo, tener esa fuerza de convicción y reconocer que solo tú tienes el poder de cambiar tu realidad es lo que te permitirá mantenerte firme en tu propósito y generar cambios significativos. Atrévete a hacer lo que nunca has hecho; no temas arriesgarte y desafiar tu espíritu a perseguir tus sueños; convéncete de que esta vez sí lograrás vencer la obesidad, adelgazarás y al final de este proceso podrás usar ese *jean* talla 2 que deseas tener. Coloca tus pensamientos positivos y tu propósito por encima de todos los obstáculos y de tus detractores. Experimenta poner en el borde todas las creencias que te limitan, tu norte debe ser romper cualquier paradigma que te separe de tu meta: transformar tu ser, tu físico o esencia.

Entonces, en este proceso en busca de tu bienestar, de generar nuevas ideas, oportunidades y cambios en tu realidad también es necesario que te expongas a las posibilidades. Seguramente has escuchado a amigos, familiares, personas conocidas o expertos decir que no es posible, pero esta es tu momento para demostrarles que se equivocan. No aceptes esas invitaciones a permanecer de brazos cruzados y en el mismo lugar en el que te encontrabas al inicio. Toma acciones retadoras, valientes, con coraje y fe, comprométete a perseguir tus sueños sin desfallecer, aun cuando experimentes cansancio o cuando estos parezcan remotos. Elige ver todo de una manera diferente, ve contracorriente sin importar las opiniones necias y, aunque no encajes en el deber ser de la mayoría, no te des por vencido. Al igual que el terremoto que no cede frente a las creencias de los que están afuera, rendirse no debe ser una opción para ti.

Tu convicción te permite cumplir tus sueños, sentirte cómodo y confiar en que es posible alcanzarlos, aunque el camino sea largo y te tome un tiempo considerable llegar a la meta; pero la satisfacción de lograrlo y de obtener un bienestar merece todos los esfuerzos. Da el paso que inicia ese camino de transformación y los siguientes en dirección a la vida que deseas.

Escoge darle un lugar y un valor a toda acción entendiendo que toda experiencia importa, aun las que te pueden hacer tropezar, resbalar o confundirte cuando aparezcan los desmotivadores y las personas que no se atreven. En el camino te encontrarás con personas que no creerán en ti, pero lo realmente importante es eso que está en tu interior y que te impulsa a creer, recuerda que las palabras negativas de los demás hablan más de su incapacidad que de la tuya. También habrá días en los que tendrás una mala experiencia o caída, por ejemplo, cuando te comes un dulce porque flaqueaste en tu determinación, de las cuales podrás aprender. Estas vivencias te llevarán a ser más paciente y comprensivo contigo mismo, te ayudarán a no olvidar que eres humano, te enseñarán que las cosas no siempre salen a la perfección y te regalarán los argumentos para construir una historia de éxito sobre la enfermedad y por encima de cualquier desafío u obstáculo.

Toma acciones valientes y limpias. Saca de la despensa todos los alimentos que te pueden hacer retroceder, estancarte y alejarte de tu objetivo; no te alimentes con comidas de poco valor nutricional; no compres pan para nadie en la casa; no comas en lugares donde venden comida callejera, mejor dirígete a sitios en los que puedas optar por consumir alimentos saludables; ejercítate; permite que todo tu entorno esté alineado con tu plan. Muévete en un círculo que te rete, sal con amigos que tengan un objetivo similar al tuyo, aquellos que buscan crecer y cuidan su alimentación; esas amistades que incluyen ejercicios de fuerza e intensidad en sus entrenamientos y te exigirán 1 km más, 1 libra más y la última repetición. Trabaja con ellos, móntate en su ritmo si es más poderoso que el tuyo y un día serás el modelo de aquellos que vienen detrás de ti y necesitan una orientación para lograrlo.

Concéntrate y perfila toda tu intención en eso que deseas, comprométete y enfócate en aquello que te emociona, te brinda mayor bienestar y te apasiona. De ese modo, comenzarás a apreciar y a amar todo aquello que requiere un poco más de ti, que te exige mayores esfuerzos y te reta. Dejarás de alejarte y huir, para empezar a enfrentar.

4. Pasión

"Cuando tus acciones y hábitos se combinan con un intenso esfuerzo y están dirigidos por un propósito sólido, es este nivel de compromiso el que carga los sentidos y alimenta tu entusiasmo por alcanzar lo aparentemente imposible".

Scott Allan

¿Imposible bajar de peso? No para ti, no esta vez porque ahora te comprometes con pasión. Cuando encuentras ese poderoso sentimiento y lo vives intensamente experimentas una fuerte afinidad, un entusiasmo vivo, una admiración y un interés incomparable por un ideal, una causa, un objeto o una persona. Vives en una sintonía en la que todo tu ser se empeña en lograr un propósito con un premio de bienestar y ama lo que quiere conseguir. Tener pasión en tus proyectos y propósitos te permite alcanzarlos, aun cuando se presentan adversidades y las opiniones de los demás o las circunstancias no son favorables, dejas de enfocarte en lo que te genera distracción para amar cada paso y disfrutar de tu proceso.

Si no te apasionas por tu proceso de pérdida de peso, tu viaje se tornará pesado, te sentirás triste y solo podrás identificar negatividad. Sin pasión, verás cómo se aleja cada vez más el final y se agrandan los obstáculos hasta tapar tu vista por completo, así pues, cada visita al gimnasio será un reto y cada plato saludable será un castigo; tu proceso se tornará en un viacrucis que te alejará de tu vida en plenitud. Si bien no puedes cambiar muchos aspectos de tu entorno, con tu voluntad y tu motivación puedes cambiar las lentes con las que ves las cosas, ten en cuenta que pueden ser pasajeras y hacerte retomar los hábitos por los cuales has desarrollado obesidad.

La pasión es una invitación irresistible a vivir al máximo cada día, como si este fuese el último, es el llamado a apreciar los pequeños detalles y el regalo de vivir un día más en plena consciencia con un impulso indomable. Cuando tus actos de vida tienen como centro tu pasión, cualquier otro pensamiento limitante es opacado y desplazado por una intención poderosa, por la firme certeza de que te encuentras en el sendero que siempre será el correcto: el tuyo.

Al vivir tu proceso con pasión y entusiasmo, sentirás que el tiempo se desvanece, no será relevante para ti cuánto tardes en lograrlo o cuánto tiempo llevas en el recorrido. Este se desplazará al último lugar, el camino será placentero, poco a poco dejará de ser un reto y se transformará en gozo, justo en ese momento podrás reconocer que nada ni nadie logrará apartarte de esa meta o detenerte en su alcance.

5. Persistencia

"Si no puedes volar, corre, si no puedes correr, camina, si no puedes caminar, gatea. Sin importar lo que hagas, sigue avanzado hacia adelante".

Martin Luther King Jr

Si has elegido apropiarte de los pasos anteriores, sin duda, eres una fuerza de la naturaleza, has decidido lograr la meta de vivir sin obesidad y eres imparable. Ten en cuenta que ese impulso no puede ser momentáneo ni efímero, porque siempre habrá tentaciones, negativas y retos al acecho, esperando el momento oportuno para desviarte del camino; por eso es tan importante que seas persistente cada día, debes repasar y apropiarte de tus propósitos, tener convicción y llevar a cabo acciones atrevidas que estén cargadas de pasión. Este es el secreto para que concluyas con éxito tu proceso de pérdida de peso, para que veas un resultado final que te deje satisfecho y, así, puedas disfrutar y celebrar que alcanzaste el logro mayor. Cada día vivido representa la posibilidad de dar un paso hacia adelante, por lo tanto, es una oportunidad para aproximarte a lo que deseas mientras disfrutas el camino. Recuerda que tomar el pincel es el primer paso, pero solo cuando se ha dado el último pincelazo es que podemos ver la obra final.

El instituto Option "Bears" en un curso al que asistí llamado Son-Rise, Máximum Impact Course en Estados Unidos nos regaló el gran secreto para cumplir con nuestro propósito y hoy quiero compartirlo contigo: debes ser consciente de que cada parte de ti hizo todo lo posible para lograrlo, por lo tanto, no hay lugar para los reproches. "Cuando te vuelves una fuerza de la naturaleza, no habrá ningún lamento. Porque entregarte a ti mismo es por sí solo una profunda y completa recompensa", no hay nada que reprochar porque lo has intentado, piensa cuántas personas no han renunciado a sus sueños sin haber comenzado a intentarlo, sin dar el primer paso, sin darse la oportunidad de perseguirlo.

No te desanimes, aunque tropieces y te encuentres frente a la posibilidad de fallar. Y si caes, retoma tus armas y regresa al camino, enfócate en tu reto, elige levantarte y ponerte en pie, sacúdete el polvo y avanza a la velocidad y al ritmo que quieras, pero con pasos firmes, mantén una dirección constante e indetenible como lo hace una gran avalancha a su paso. La persistencia te permitirá sumar una pequeña victoria tras otra, un paso tras otro en una misma dirección, así alcanzarás el éxito.

Si decidiste ser una fuerza de la naturaleza, sigue avanzando, pero si aún tienes dudas te invito a reflexionar conscientemente:

¿A los cuántos intentos dejas de perseguir tu sueño?

HAZTE CARGO

"Todo lo que haces se basa en las decisiones que tomas. No es culpa de tus padres, tus relaciones pasadas, tu trabajo, la economía, el clima, una discusión o tu edad. Usted y solo usted es responsable de cada decisión que elija".

Wayne Dyer

Los seres humanos tenemos la posibilidad de diseñar la vida que deseamos y construirla en base a nuestros sueños. Sin embargo, no siempre somos conscientes de ese regalo y nos entregamos a llevar una vida llena de automatismos, repetimos un día tras otro y recorremos un camino que no nos conduce a ser lo que deseamos, inmersos en un sistema que nos dice qué es bueno y qué es malo, que nos impone modas, gustos, creencias, valores y pensamientos.

Nos han enseñado que las circunstancias, los fracasos, las derrotas, los abandonos, el dolor y todo lo que nos afecta es culpa de lo que sucede a nuestro alrededor. Así comenzamos a responsabilizar a todos los demás de lo que nos ocurre y con ese argumento justificamos cualquier actuación de nuestra parte. Te pregunto: ¿siempre que llegaste tarde fue culpa del tráfico?, o también te has retrasado porque no tomaste las medidas de lugar como salir más temprano de casa y no despertaste con el tiempo justo para llegar a tu destino. Tenemos dos formas de ver las cosas: desde la mentalidad de la víctima o con una actitud responsable. Al conocer con qué enfoque respondemos frecuentemente, podemos saber con certeza dónde estamos colocando nuestro poder: en nuestras manos o en algo y alguien más.

Cuando hablamos de la mentalidad de la víctima nos referimos a que nuestras respuestas parten de la concepción de que la situación o la realidad que vivimos siempre depende de los factores externos: de otra persona, de nuestra historia, relaciones, pareja, etc. Esta es una conducta aprendida. ¿Recuerdas cuando te caíste de la silla y tus padres le dieron "pau pau" a la silla mala para tranquilizarte? Lo que sucedió fue que de ese modo tus padres desviaron la responsabilidad al objeto mientras que a ti te liberaron de la culpa y de la obligación de enfrentarte al problema. Tú te sentiste libre de la discriminación y los rechazos, no tuviste que justificar ningún fracaso y como recompensa recibiste calor y afecto cuando los demás sintieron lástima por ti. Esta situación se repite cada día en las familias, en nuestra sociedad y se torna en adictivo para la vida al punto de volverse un deporte y una práctica rutinaria en la etapa adulta, así, aprendemos a recibir cuando la culpa recae fuera de nosotros.

¿Alguna vez has dicho una de estas expresiones?: estoy aumentando de peso porque a mi pareja le gusta salir a comer fuera, le gustan demasiado los dulces y cuando salimos les gusta tomar demasiado licor; porque mi madre prepara platos deliciosos; el gimnasio me queda lejos; no tengo tiempo; los niños no me dejan; soy de huesos anchos; hasta el agua me engorda; yo no sé por qué estoy así; en mi familia todos somos gordos; como así porque se me baja el azúcar, sufro de la tiroides; tengo muchos problemas; el entrenador me cae mal; el doctor fue irrespetuoso conmigo, llegó tarde a la cita médica y la cirugía es muy costosa; el gobierno no invierte en la construcción de áreas verdes como los parques; no puedo preparar mis alimentos; no voy a sacrificar a mi familia, ellos no tienen que comer sano solo porque yo tengo obesidad. Sabes que todas estas expresiones solo son excusas, justificaciones vacías para no responsabilizarte y mantenerte estancado en tu zona de confort.

Si siempre te comparas con otras personas o con la imagen ideal que has concebido, señalas y buscas culpables, te justificas con las acciones de los demás, te quejas, vuelves a equivocarte, permaneces en ese mismo estado o situación no deseada porque prefieres tener la razón sin importar las consecuencias, porque no quieres dejar esa zona de confort y ganar otros aprendizajes, es claro que mantienes una mentalidad de víctima que solo te resta y te estanca en el proceso. Esta mentalidad retrae todo tu potencial humano, te aleja de toda posibilidad de cambio y te hace pagar el alto precio de la impotencia. Al asumirla creas el hábito de vivir en el error constante, piensas que todos conspiran contra ti y, dice el cantante Joaquín Sabina, encuentras una mentira en dos palabras: no puedo.

¿Crees que puedes cambiar tu realidad tomando lo anterior como punto de partida? Ciertamente no. Comenzarás a perder peso cuando decidas ser responsable y creador de la vida que quieres, por eso te invito a abandonar esta mentalidad, a generar un cambio significativo en tu modo de pensar para que vivas siempre en el camino que deseas y puedas alcanzar lo que te propones. Acepta la palabra responsabilidad y fortalece tu habilidad para responder ante una situación o evento de forma proactiva, ni las personas ni las acciones externas a ti lograrán impactar negativamente tu camino o desviarte de tu meta final. Una actitud responsable te permite buscar soluciones, avanzar, apropiarte del propósito de cambiar esa realidad que te aleja de donde quieres estar, tomar acciones concretas y transformar aquello que no se alinea con tus pensamientos y emociones. Es una puerta a la integridad donde converge lo que piensas, lo que dices y lo que haces; cuando comiences a ponerlo en práctica notarás que te llenas de satisfacción, confianza, fortaleza y la seguridad que necesitas para transformar y construir tu destino.

Este es el punto de partida para convertirte en tu mejor versión. Una vez te haces cargo de ti, aunque te brinden tu postre favorito, tendrás una posición firme para decir que no lo aceptas, característica de esa fuerza de la naturaleza que has comenzado a ser. Antes de aceptar cualquier cosa que te pueda hacer retroceder, pregúntate si ello te traerá lo que buscas, si te acerca a la vida de libertad que deseas y si te convierte en el dueño de tus decisiones y acciones. Toma las riendas y cada reto cumplirá su misión; será manejado por tus propias manos.

La mentalidad responsable te lleva a actuar, a decidir, a influir en el alcance de eso que ves lejano. Si asumes una mentalidad de víctima todo lo externo te aprisionará, te limitará e impedirá alcanzar tus objetivos y transformar tu realidad, le das todo el poder de decisión a las circunstancias, disminuyes tu capacidad para actuar en pro de lo que deseas, la única forma de crear soluciones es convirtiéndote en parte del problema y desde ahí evolucionar a ser solución.

Antes de continuar este camino debes tomar una decisión: seguir viéndote como una víctima de los demás, pensando siempre en el trato que el mundo te ha dado y preguntándote por qué injustamente Dios lo permitió, o salir de tu zona cómoda. Si permaneces en el mismo lugar todo será igual: no cambiará tu actitud conformista, todo será escaso, no te esforzarás lo necesario, te lamentarás por todo lo que te pasa y lo que está en el exterior estará a cargo de tu vida y decidirá por ti mientras tú responderás de forma reactiva a las situaciones que puedas y de la manera como puedas hacerlo.

Expande tu círculo de acción, donde puedes influir, construir y solucionar. Estás a una decisión de sacudirte el polvo y crear la vida que quieres, ocúpate de ti, actúa, forja tus sueños y tu destino, hazte cargo de tu obesidad, expande tu radio de acción y serás testigo y artífice de tu propio milagro.

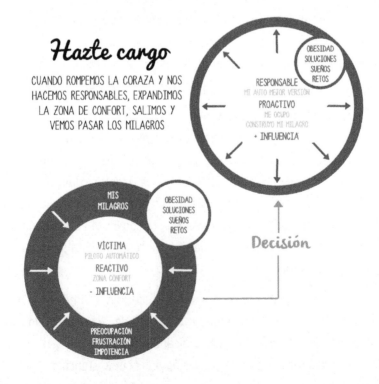

> *"Porque nadie puede saber por ti. Nadie puede buscar por ti, nadie puede hacer por ti lo que tú mismo debes hacer. La existencia no admite representantes".*

Jorge Bucay

En ello radica la importancia de salir de la zona de confort. Si queremos lograr que las cosas sucedan debemos hacernos cargo de nosotros mismos y abandonar esa zona que nos mantiene inmersos en un estado mecánico y repetitivo.

La zona de confort es un espacio que nos ofrece una falsa protección de nuestros temores, ansiedades y dolor. Abarca toda nuestra vida. Es un área sin riesgos y llena de rutinas donde no experimentamos realidades distintas a las que ya vivimos. Al permanecer en la zona de confort llevamos una vida que, prácticamente, funciona en piloto automático. El peligro de vivir en ella es que los comportamientos que adoptamos se enraízan en nuestro ser con el paso del tiempo y cada vez se torna más retador salir de ahí. De esa forma no se producen cambios, no hay transformación y no es posible tener resultados diferentes al actuar siempre de la misma manera.

Por tanto, si quieres bajar de peso sin ejercitarte, comiendo igual, sin modificar tu estilo de vida, repitiendo la misma rutina cada día por temor a enfrentar nuevos retos, o porque te preocupan los señalamientos y tus inseguridades, difícilmente alcanzarás tu objetivo. Para lograrlo debes salir de esta zona de seductora y encantadora "seguridad", porque solamente fuera de ella es donde ocurren los cambios. Muévete a un lugar de aprendizajes, explora nuevas experiencias y transforma tu vida. Así lograrás modificar aquellos aspectos que deseas.

Es probable que sientas miedo ante una nueva realidad o actividad y que temas o dudes de las decisiones que estás tomando, pero esa es una buena señal, indica que tu transformación está frente a ti y que estás a punto de moverte de espacio. No te conformes con una vida que no te brinda ninguna satisfacción, y donde todo se repite una y otra vez. Pregúntate para qué quedarte donde hay apatía, depresión, frustración y sientes que no creces. ¿Piensas seguir viviendo con la obesidad que te ha quitado tanto? Ese miedo puede paralizarte cuando tienes una motivación frágil, porque la fuerza de las emociones hace que no nos atrevamos a salir por temor a perder lo que somos y lo que tenemos. En cambio, con una decisión responsable, atrevida, intencionada y con pasión, amplías tu visión de mundo, te enriqueces y aprendes. Como resultado comienzas a elegir qué quieres en tu vida y cómo quieres que esta sea y no permites que siga siendo determinada por otros. Cuando alcanzas este punto, llegas a la zona de aprendizaje.

A pesar de los avances, siempre existirá una llamada a permanecer en la zona de confort. Te explicaré cómo sucede. Cuando llegas a la zona de aprendizaje te diriges conscientemente en oposición a lo conocido, caminas la zona de magia (a la que los temerosos llaman zona de pánico o preocupación) aprendiendo de todas las experiencias, con pensamientos positivos y escogiendo ver las grandes oportunidades en lugar de los temores. En esa zona ocurren los milagros que siempre hemos deseado cuando decidimos aprender, avanzar y mantenernos firmes. Ahora bien, la zona de confort no desaparece porque mientras más avanzamos y aprendemos en la zona de milagros expandimos ampliamente ese espacio hasta que nuevamente retorna la seguridad, la estabilidad y la certeza a nuestra vida, donde todo está bien, así, la nueva vida se convierte en nuestro centro y nos encontramos a gusto con la realidad diseñada, anhelada, elegida y construida por nosotros mismos.

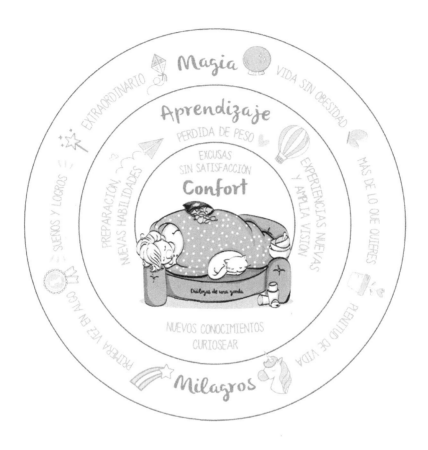

El escritor y motivador canadiense T. Harv Eker (2019, p.224) también nos, compartió la siguiente frase, la cual considero que resume todo lo que he comunicado hasta el momento: "Nadie ha muerto jamás de incomodidad y, sin embargo, vivir en nombre del confort ha matado más ideas, oportunidades, acciones y crecimiento que todo lo demás junto. ¡La comodidad mata! Si tu objetivo en la vida es estar cómodo, te garantizo dos cosas: primera: jamás serás rico; segunda, jamás serás feliz". Me tomaré el atrevimiento de aportar una tercera afirmación: tampoco podrás vivir sin obesidad.

VIVIENDO EL PRESENTE

"Hay dos días en la semana que nunca me preocupan. Dos días despreocupados, mantenidos religiosamente libres de miedos y temores. Uno de esos días es el ayer y el otro que no preocupo es mañana".

Robert Jones Burdette

En el libro *Tus zonas erróneas* Wayne Dyer menciona dos emociones inútiles y engañosas que nos impiden vivir nuestro presente, las cuales repetimos frecuentemente: la culpa que nace del pasado, el cual no podemos cambiar, y la preocupación que causa estragos por eventos que aún no han sucedido y de los cuales no tenemos la certeza que ocurrirán.

¿Has pensado cuánto tiempo inviertes en el pasado? Es normal que miremos las respuestas, aprendizajes, conocimientos y experiencias de nuestro pasado y busquemos en nuestro archivo de vivencias eventos similares para afrontar los retos a los que nos enfrentamos en el presente. Probablemente, en más de una ocasión te has quedado a contemplar un hecho y pensaste en otras formas de como debiste o pudiste actuar frente a este, o te has lamentado porque no lo hiciste de ese u otro modo, te has repetido los reproches, has castigado tu mente y tus emociones inmovilizándote para tomar riendas de tu presente. A ello le llamamos culpa; justifica nuestro comportamiento en el presente y hace aceptable nuestro fracaso del pasado. Al sentir culpa repetimos una y otra vez nuestras equivocaciones, no nos hacemos responsables de los errores que cometemos y les atribuimos a otros nuestra responsabilidad, lo cual nos convierte en víctimas permanentes.

Te has preguntado cuántas veces te reprochaste por comer desorganizadamente. ¿Te has lamentado por no haberte comido ese helado de chocolate que estaba en la heladera? ¿Por qué seguiste comiendo si ya no querías más? ¿Comes así porque tu abuela te obliga a comerte toda la comida? Estas preguntas son la estrategia que utiliza tu miedo para mantenerte en tu zona de confort. Es una emoción tan pesada que puede generarte recaídas en el proceso o decepcionarte cuando te miras en el tiempo. Por ejemplo, muchas personas con obesidad dejan de alimentarse correctamente justificándose en que llevan demasiado tiempo a dieta, al mirar cómo ha sido su proceso a lo largo del tiempo y encontrar este tipo de justificantes arriesgan todo lo que ya han alcanzado y posiblemente destruyen la secuencia de eventos que las llevan a tener una vida sin obesidad.

¿Sabes lo agotador y perturbador que puede ser quedarte en el pasado hasta que este te cause depresión? Esto te devolvería al punto de inicio, a centrarte en los señalamientos que han hecho otros y en tus propios juicios, aumentando así la culpa. Esta emoción es una herramienta de manipulación en doble vía porque puedes utilizarla con los demás, o bien las otras personas pueden utilizarla contigo, si le restas importancia te anclará al pasado, a una situación que no puedes cambiar y no te permitirá navegar en tu presente.

Sal del estancamiento y cuestiónate qué estás evitando en tu presente al quedarte en el pasado; afronta lo que te limita. Haz las paces contigo, deja de atacarte y de ser tu propio verdugo. La culpa no te lleva a ninguna parte solo te envuelve en un círculo vicioso de autodestrucción. Reflexiona con tu corazón abierto esta frase de Alejandra Baldrich escrita para ti, y que una vez recibí a través de mis redes sociales como postal, como respuesta a los porqués que resuenan en ti ante cada desacierto: "No pudiste hacer otra cosa, porque no la hiciste. Todo lo que hiciste en el pasado es perfecto de acuerdo al nivel de conciencia que tenías en aquel entonces. Si ahora lo puedes ver diferente, celebra tu toma de conciencia, pero no le des gusto al ego, de controlarte con su arma más poderosa: la culpa".

Con el nivel de consciencia que has alcanzado y decidido a renunciar a la culpa, te invito a reconocer la otra emoción inútil: la preocupación. Comúnmente la hemos asociado con el amor, por eso decimos que nos preocupamos por una persona cuando la amamos, o al recibir la llamada de un ser querido que está preocupado por nosotros lo tomamos como una muestra de que somos importantes para esa persona. Pero la preocupación es más bien una parálisis que experimentamos en el presente por situaciones que aún no han sucedido, es decir, por el futuro. Este estado nos genera ansiedad y de ese modo impide que nuestro ser aprecie los detalles y regalos que los días del presente nos brindan.

Con frecuencia, justificamos nuestras frustraciones con la preocupación. De igual forma, a ella le atribuimos la ganancia de peso por nuestro comportamiento y el manejo de nuestra ansiedad, dado que ponemos nuestro poder en lo que ocurrirá más adelante. Esta nos impide actuar en muchas ocasiones, nos angustia y nos paraliza ante la oportunidad de activarnos y tomar la decisión de comprometernos con nuestros sueños y el proceso de pérdida de peso. ¿Recuerdas otros intentos que has hecho para perder peso y las veces que te has detenido en el proceso porque alguien te dijo que te faltaba mucho o por lo lejos que lo viste? Cuando trabajamos en perder peso por un largo periodo y le hacemos entender a nuestro cuerpo que su "normalidad" son esas libras ganadas, esto nos roba la paz, nos genera preocupaciones y no nos permite disfrutar de nuestro presente. Vivir en el pasado o en el futuro nos desenfoca del presente y nos hace cometer errores que nos llevan a ganar peso.

La mejor forma de evitar la preocupación es la acción. Quedarnos de brazos cruzados no es una opción y tampoco encontraremos soluciones angustiándonos. La vida nos invita hoy a pensar y a comportarnos teniendo siempre presente nuestra decisión de actuar y vivir de una manera productiva y feliz.

Uno de los textos más ricos en enseñarnos a vivir en el presente es *El poder del ahora*, escrito por Eckhart Tolle. En sus líneas este autor nos explica que sufrimos constantemente porque nuestra mente se mantiene activa de manera permanente, sin descanso, y trae a nuestro presente hechos del pasado o alimenta nuestra incertidumbre por el mañana. Nuestro mayor regalo es estar conectados con el ahora, lo que experimentamos y sentimos hoy, con plena consciencia de lo que acontece, dejando a un lado lo ocurrido y sin considerar constantemente lo que podría suceder. El presente es un espacio entre lo que ya pasó y lo que no ha de venir.

Viviendo tu Presente

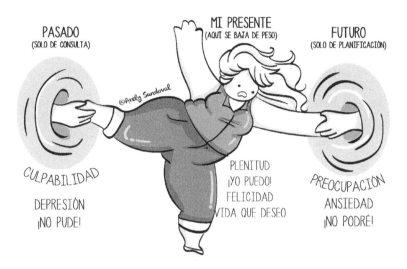

Si quiere afrontar tu realidad debes enfocarte en tus acciones en el presente. Ahora es cuando podemos generar cambios y construir lo que deseamos, conectando con nosotros mismos y la creación. Si vives en el aquí y ahora estarás en contacto con tu esencia, en paz, podrás crecer, sentir felicidad, hallar tu bienestar y tener la posibilidad de empezar a construir la vida que quieres en este espacio donde experimentamos plenitud. Disfruta del camino.

En tu decisión de perder el peso que alcanzaste y vencer la obesidad se refleja lo que te he compartido en este último punto. Si vives el día de hoy sin considerar el pasado, sin angustiarte por el camino que aún te falta recorrer o la velocidad en la que pierdes peso, verás que en un par de meses de trabajo has perdido muchas libras. Con tan solo elegir no cargas más con la culpa y la preocupación pierdes en ese instante tus primeras 25 libras emocionales. Enfócate en vivir el ahora un día, un paso y una libra a la vez, será menos retador y una ruta directa al éxito si te ocupas y actúas responsablemente en ti en este momento. ¿Cómo puedes empezar? Elige hacerlo bien por ti y para ti en cada oportunidad que te brinda el presente, ante seleccionar entre un pan y una fruta, escoge la fruta; entre un pescado frito y uno al vapor opta por el último, toma agua en lugar de ingerir gaseosas. Con estas acciones afianzas poco a poco un camino seguro a dejar la obesidad.

Te dejo con este mensaje atribuido a Buda: "Si quieres conocer el pasado, entonces mira tu presente que es el resultado. Si quieres conocer tu futuro, mira tu presente que es la causa".

¿Qué harás a partir de ahora que te he acercado a tu sueño de vivir sin obesidad?

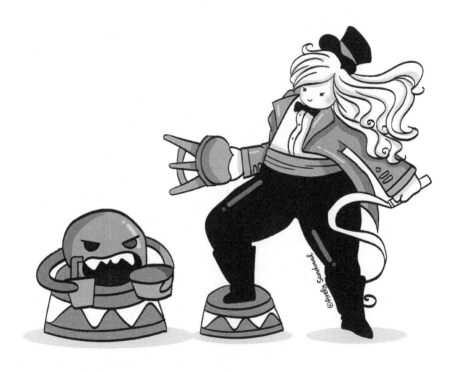

CAPÍTULO 6

OCUPÁNDOTE DE TU OBESIDAD

ADIESTRANDO TUS HÁBITOS

> *Creo que el poder de cambiar tu forma de vivir, pensar y, en última instancia, toda tu vida se reduce a los hábitos que has adquirido a lo largo de tu vida. Por lo tanto, la decisión que cambia la vida depende de tu disposición a formar nuevos hábitos y deshacerte de los viejos hábitos".*

Nowshika

Si tienes la intención de alcanzar tu meta de vivir sin obesidad, has dado un gran paso. Piensas diferente, elegiste convertirte en una fuerza de la naturaleza y salir de una vez por todas de tu zona de confort, sin culpas, reproches o preocupaciones. Has tomado una decisión que refleja el amor que sientes por ti, por eso quiero felicitarte y también debo advertirte que si tus más honestas y ambiciosas intensiones no se acompañan de acciones y hechos concretos, no será más que otro intento fallido de vivir sin obesidad. Por eso, debes ponerte en camino y empezar a construir.

Nuestra mente se mantiene constantemente ocupada y atenta a recibir toda la información que le proveen los sentidos para almacenarla y utilizarla cuando se requiera. El cerebro busca mecanismos de enlaces y rutas de accesibilidad para esta información o habilidad, los cuales conforman atajos o bucles que facilitan la utilización de la información cuando se necesite, con una consecuente reducción de esfuerzos, recursos, pensamientos y facilidades en el diario vivir. Cuando repetimos constantemente una acción, de manera rutinaria, nuestro sistema de enfoque y atención marca una ruta corta con base en las primeras veces que incorporamos alguna actividad, para que podamos llevarla a cabo con facilidad.

Con el tiempo, las acciones repetidas se hacen inconscientes y no requieren pasar eventualmente a través de un pensamiento porque pueden ser modificables. Una vez que se han establecido, comienzan a formar parte de nuestro ser, y de ese modo se inicia la construcción de una vida basada en nuestros principios y añoranzas: la salud que buscamos, el peso que queremos, el cuerpo que deseamos, la posición económica que esperamos obtener, así como las relaciones, el éxito laboral, los aprendizajes, ejercitarnos, nuestra felicidad, metas, modos de vida. Estas pueden crear nuestro destino o bien mantenernos en un estado de insatisfacción permanente, así nos hacen perder el horizonte y vivir en un automático.

Al repetir acciones concretas intencionadas y dirigidas en un momento determinado, estas únicamente forman parte de nuestro día. Es importante que reconozcas cuáles son las acciones diarias que realizas y corresponden a tus hábitos. Todos los tenemos, aunque sean perjudiciales y nos alejen de lo que deseamos. Sé consciente de tus actos e identifica cuáles te separan de la vida que quieres y establece un punto de partida. En esta tarea puedes apoyarte en el libro El poder de los hábitos de Charles Duhigg, donde ilustra el mecanismo por el cual se asimilan y establecen los hábitos como una respuesta rutinaria ante una señal específica, otorgando una recompensa que te incita de forma cíclica a actuar de igual modo ante el mismo estímulo.

La invitación que recibes por una recompensa esperada o una nueva es la señal o detonante para crear el hábito, la cual responde a la pregunta ¿qué te mueve? Es un llamado de atención que se forma a partir de los pensamientos que generan esos sentimientos que nos llevan a actuar de cierta manera para alcanzar lo que deseamos. Cuando esta acción se repite constantemente creamos una rutina hasta que nuestro cerebro no necesita analizar estas actividades, ni pasarlas por un filtro o hacer esfuerzos para realizarlas.

Esas acciones pueden tener consecuencias desfavorables o negativas que llamaremos precios, o bien pueden tener una recompensa satisfactoria que nos proporciona plenitud, es decir, nos acercan o nos alejan de lo que buscamos. Por eso, es necesario ser conscientes de las acciones que hoy llevamos a cabo por los hábitos que nos ha impuesto nuestra historia, nuestros familiares, la sociedad o nosotros mismos; ello nos permite modificarlos hasta obtener la recompensa y premio que nos motiva a repetir la conducta.

Varios autores coinciden en que el punto en el cual pueden modificarse les pertenece exclusivamente a las rutinas. Aunado a ello, considero que podemos agregarle el momento en que percibimos la señal, lo que mayormente no depende de nosotros, no podemos manejarlo, pues podríamos interrumpir las posibilidades de engancharse en una acción o en un control de riesgos, debido a que sus actuaciones van desde la forma de pensar y sentir hasta la ejecución concreta.

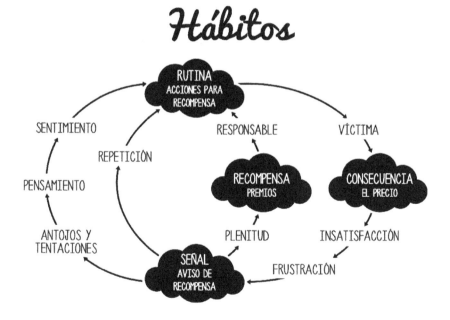

CICLO DEL HÁBITO: SEÑAL – RUTINA – RECOMPENSA, CHARLES DUHIGG, LIBRO: EL PODER DE LOS HÁBITOS, MODIFICACIÓN DR. PABLO GARCÍA.

Veámoslo con uno de los ejemplos más comunes de las frustraciones que se producen a causa de la obesidad, esto es, el hábito de comer helado cuando se tiene estrés: el detonante se produciría cuando la persona recibe la señal después de tener un día agobiante en el trabajo y una discusión. En cuanto a la ruta crítica, esta sería cada acción que la persona ejecuta para llegar a comerlo: antes de degustar lo piensa, cierra la puerta, usa el transporte, abre la puerta, se acerca al mostrador, elige el sabor en su mente, espera el turno, ordena el helado, paga y finalmente está en disposición de ingerirlo. ¿En qué punto consideras que es menos retador romper con este ciclo? ¿Después del evento ocurrido en el trabajo o cuando lo está pagando en la heladería?

Ahora, imagina que después de la discusión en el trabajo elige sentarse en el parque, tomar agua, respirar y meditar sobre el evento, en lugar de irse a la heladería. ¿Crees que recibirá el mismo alivio y tranquilidad o consideras que se sentirá mejor con otra recompensa? ¿Lo ves? Mientras una te acerca a tu propósito de perder peso, la otra te aleja y no te permite lograrlo.

Allí radica la importancia de hacerlo bien cada día, con cada elección y con cada paso que das. El logro de tu objetivo es por la sumatoria de todas esas veces en que lo hiciste de manera correcta, recuerda que tu única misión por el día de hoy es hacerlo bien y consciente de que buscas acercarte a tu sueño, ese que te empuja a salir del modo piloto automático con la invitación irresistible a tener una vida de éxito, de metas cumplidas y sin obesidad.

Sobre la modificación del comportamiento de las personas B.J. Fogg, autor del libro *Tiny habbits*, señaló que para ello no debemos visualizar ni concebir el objetivo final, sino las acciones y los comportamientos que nos llevan a conseguir lo que queremos, invitándonos a su vez a disfrutar en el momento presente de nuestro proceso y de un viaje placentero y alcanzable. Además, asegura que podemos lograr verdaderas transformaciones si al plantear nuestros propósitos somos específicos, si encontramos la simplicidad en nuestras acciones, y activamos nuestro comportamiento con hábitos pequeños, veamos en qué consisten estos pasos:

1. Al ser específicos sabremos qué queremos, buscamos y perseguimos. Es decir, en este primer paso debemos establecer con claridad qué es

lo que queremos, por ejemplo: bajar 37 libras, marcar mis abdominales, etc.

2. Cuando buscas la simpleza es más factible que logres tus objetivos, por ejemplo, no puedes proponerte escalar el monte Everest si no tienes las condiciones físicas para hacerlo o si no caminas al menos una hora. Se trata de que vayas paso a paso y comiences con las acciones más sencillas, puedes entrenar ahora con videos tutoriales de YouTube sin tener que esperar el siguiente mes para inscribirte en el gimnasio costoso.

3. También debes concebir acciones sencillas que puedas relacionar con tus hábitos principales, así marcarás una pauta o señal hasta llegar a tu meta. Es decir, debes activar el comportamiento que deseas usando herramientas que te ayuden a perseverar y a establecer mejores hábitos, por ejemplo: cuando vayas al supermercado no cruces por el pasillo de las chucherías o las meriendas chatarras, mucho menos las compres. Recuerda que la sumatoria de pequeños detonantes te permitirá lograr tu objetivo al atar estas acciones simples con tu intención final, a medida que avances verás los beneficios. Otro ejemplo de estos pequeños comportamientos que suman puede ser crear el hábito de hacer pechadas y abdominales cuando despiertes o antes de darte un baño por la noche.

Es normal que en esta etapa inicial se te dificulte habituarte a estas acciones, sin duda, es un reto muy grande. Pero si logras mantenerlas cumpliendo con la máxima de hacerlo bien, al menos por 24 horas seguidas, en pocos días podrás pasar de realizar acciones sencillas y obtener pocas respuestas a involucrarte en tu proceso con voluntad, y a evidenciar los buenos resultados que esperas. Este punto es crucial para alcanzar tu propósito, aquí se estancan muchas personas que se devuelven a pocos pasos de lograr su meta debido a que no se tomó en cuenta darle participación a su voluntad en el proceso, esto es, olvidaron que cada día debían elegir y optar por hacer lo que era conveniente y beneficioso para alcanzar su objetivo y de buscarlo intencionalmente a pesar de los obstáculos que se pudieran presentar o las excusas y la indisposición que también pueden aparecer.

En nuestra certificación de *coaching*, en el marco del programa LAN, el maestro Arturo Orantes compartió un llamado a establecer con claridad nuestro nivel de compromiso al actuar y nos inspiró la siguiente imagen:

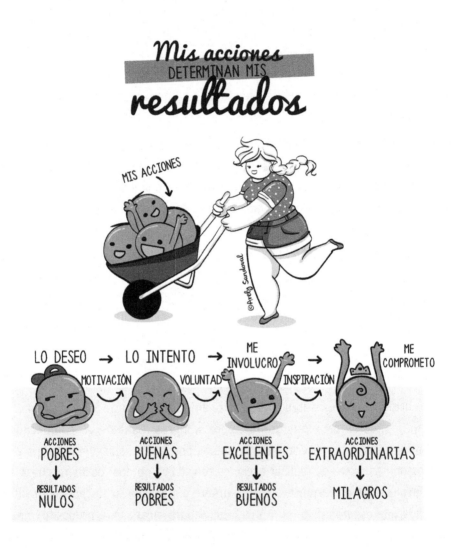

Tus acciones determinan tus resultados para obtener lo que deseas; cambiar tus hábitos y moverte del lugar cómodo en el que te encuentras. Debes tomar una decisión definitiva y mantenerte firme en ella. Cuando tu motivación es frágil y momentánea es porque frecuentemente proviene de fuentes externas a tu ser; debes elegir tomar ese deseo y abrir la posibilidad de moverte y actuar a un nivel más efectivo, procurando que tus intentos se lleven a cabo y cada vez sean más firmes. Es importante que no quede abierta esa puerta que muchas veces dejamos así de manera inconsciente cuando decimos que estamos "tratando o intentando" llevar a cabo un propósito.

Repite las rutinas que te llevarán a cumplir tu objetivo, mantente firme en la decisión que has tomado, con convicción y enfocado en esa vida sin obesidad que deseas. Justo en ese punto, donde converge tu pensamiento, tus palabras y tus acciones, comienzas a experimentar que logras esa vida en integridad, porque cuando repites de manera voluntaria cada parte del proceso sucede lo que esperas y lo que quieres. Tus acciones excelentes son recompensadas con buenos resultados que te invitan a apropiarte del hábito positivo, amando algo más grande y poderoso que la recompensa efímera o la consecuencia destructiva que hemos tomado como un mal hábito.

Al finalizar este primer ciclo te moverás por inspiración, ese movimiento nacerá de tu interior, de tu esencia; asimismo, tus acciones se habrán convertido en hábitos, verás que ya no las analizas y que no hay más excusas para accionar porque ahora tú eres la prioridad. Cuando llegues a este punto, habrás salido de tu zona de confort y te encontrarás en la zona mágica, donde tus actos son extraordinarios, vivirás en tu presente de manera consciente y a plenitud, todos los que te rodean serán testigos de tus milagros.

El secreto para moverte del espacio donde te encuentras, es saber con claridad cuál es el hábito que quieres destruir y, aún más importante, cuál quieres establecer. Recuerda que somos la suma de nuestras decisiones y acciones, muchas de ellas las hacemos de manera automática, pero nuestra transformación debe basarse en una elección firme para hacer un cambio inmediato y efectivo que determinará nuestro destino final. Cambiar es posible, crear nuevos y mejores hábitos también, vencer la obesidad se puede volver tu realidad, es tu decisión, podrás verlo y lograrlo cuando tu deseo de cambio sea mayor que tu resistencia.

A continuación, te comparto ocho elementos que puedes usar como un borrador o como una introducción para elaborar tu plan de acción y transformación para vivir sin sobrepeso. En cada punto podrás reflexionar sobre tus compromisos en este proceso y encontrarás que he dispuesto un espacio para que puedas plasmarlos. Recomiendo que te tomes un tiempo para escribirlos.

1. ¿Para qué?

Tómate unos minutos, medita e interioriza esta pregunta. Al responderla, encontrarás los soportes, los valores y la inspiración que necesitas para optar por un cambio en tu vida. Reflexiona en ¿para qué?: ¿Para ganar salud o autoestima? ¿Para tener un bebé? ¿Para conservar u obtener un trabajo? ¿Para ti y tus ganas de vivir en bienestar? Encuentra esa razón que te motiva a cambiar. Cuando tienes claridad en tus objetivos y en lo que buscas conoces el camino que debes seguir y puedes lograrlo. Recuerda el refrán "quien no sabe a dónde va, ya llegó". Define tu destino y esclarece tu ruta, los pasos y el plan que vas a seguir.

¿Cuál es tu sueño? ¿Qué quieres lograr?

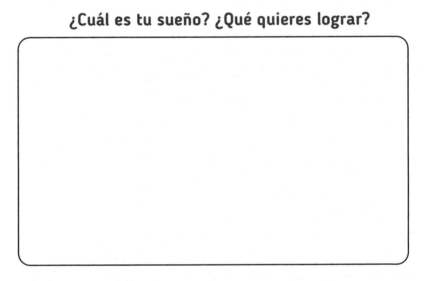

2. Declaración y compromiso

Una vez identificas para qué desarrollas el suficiente poder de apropiarte de esa afirmación que te llevará a hacer lo que nunca te has atrevido hasta ese momento. Seguramente desde que cambiaste tu forma de pensar has adoptado una actitud distinta y al llegar a este punto ya te diriges hacia ti mismo de una manera diferente, con el amor, el respeto y la comprensión que tú te mereces. Ahora es tiempo de respaldar tu declaración y plasmarla, puedes escribir varios compromisos, no solo las acciones que realizarás por primera vez, sino también aquellas que te comprometes a realizar y a darle continuidad.

Declaro y construyo estos hábitos:

La reingeniería de nuestras vidas amerita que renunciemos a las acciones y a los hábitos que nos alejan de nuestros objetivos y sueños. Crea el espacio, establece tus prioridades y organízalas para quebrar con cada uno de los malos hábitos que tienes, los cuales son incompatibles con tu nueva realidad y con la decisión de cambio que has tomado.

Renuncio y quiebro estos hábitos:

Esta declaración será tu grito de guerra. Inicias apuntando todos tus cañones para alcanzar tu objetivo, como fuerza de la naturaleza eliges caminar sin mirar atrás y avanzar con pasos firmes en el camino, aun cuando sea necesario que tú mismo lo construyas.

3. Haz público tu objetivo

Al proclamar tu independencia le harás saber a tu entorno que estás comprometido contigo mismo a lograr un bienestar integral y a vencer para siempre el sobrepeso. Prepárate para encontrarte en el camino con personas que no creerán en ti porque has faltado a tu palabra en otras ocasiones y recaíste, que su incertidumbre te sirva como estímulo para dar a conocer a la nueva persona valiente, victoriosa, atrevida y determinada en la que te has convertido; ellos notarán que la única verdad que existe sobre ti es la que se encuentra en tu interior.

Quiero acompañarte como hasta ahora en tu proceso de pérdida de peso y ver que alcanzas tu objetivo. Al igual que yo, hay muchas personas que desean escuchar tu testimonio y esperan que les enseñes nuevas formas de crear hábitos para levantarse en los momentos en que resbalan y se desvían del camino. También te acompaña tu equipo de vida, tus padres, hermanos y amigos, dales la libertad y apertura para que te den una retroalimentación, conoce sus percepciones y lo que evocas en tu proceso como herramienta para identificar los eslabones débiles. Atrae soñadores como tú que caminan en tu misma dirección, busca y crea grupos de apoyo, ellos han sido tu ejemplo para alcanzar tus objetivos y crear hábitos que modelan oportunidades, poco a poco irás evolucionando y un día serás el ejemplo de quienes seguirán tus pasos.

Proclamación pública: cuenta a viva voz lo que

4. Acaba con las excusas

Cuando te haces cargo de ti conscientemente, vives desde la responsabilidad y con la certeza de que solo tú puedes transformar tu vida y que cada una de tus elecciones determina tu destino. ¿Recuerdas lo que hablamos de la mentalidad de víctima? La postura que adoptamos cuando pensamos de esta forma nos lleva a responder culpando a los demás de lo todo lo que nos sucede. Esta se caracteriza porque nuestros actos son interrumpidos por sin número de excusas y pretextos, para justificar por qué no vivimos como deseamos y por qué nuestras acciones nos alejan de la materialización de nuestros sueños.

Las excusas que más utilizamos están relacionadas con la memoria: olvidamos lo que carece de importancia para nosotros, lo que no representa una prioridad, lo que evadimos porque nos hace salir de nuestra zona de confort y también aquello que requiere una decisión firme. Las mejores herramientas que podemos utilizar para comprometernos y no permitir que esto nos siga afectando y retrasando en el alcance de nuestro objetivo son los recordatorios, las alarmas, los sistemas de organizadores y los planificadores.

En este punto te invito a reflexionar sobre cuántas excusas te has puesto y cuántas veces te has esforzado realmente para lograr algo. Si tu respuesta refiere que sueles utilizar muchas excusas en tu proceso, probablemente se debe a tu falta de persistencia, a un deseo por llegar a la meta demasiado rápido, o a que no estás dispuesto a pagar el precio del aprendizaje. Solo cuando renuncias al hábito de excusarte y justificarte para no ser constante en tu camino y eliges ser responsable contigo, es posible modificar y crear hábitos mejores, así como también abandonar otros similares a este que te estancan en el proceso. Tú decides si quieres que desde ahora las excusas dejen de formar parte de tu vida.

Con honestidad y completa integridad te invito a realizar el siguiente ejercicio: enlista tus excusas, las justificaciones y/o pretextos que utilizas y escribe pensamientos, acciones y respuestas contrarios a esos desde tu posición como una persona responsable, que se encarga de sí misma.

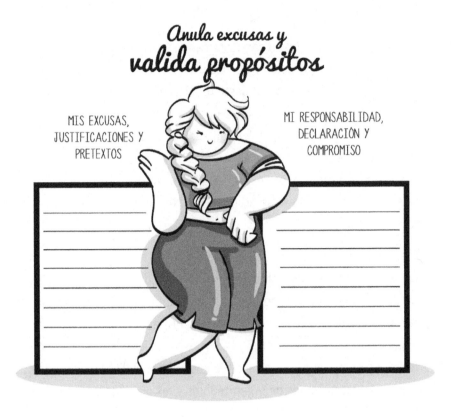

Anula excusas y valida propósitos

MIS EXCUSAS, JUSTIFICACIONES Y PRETEXTOS

MI RESPONSABILIDAD, DECLARACIÓN Y COMPROMISO

Reflexiona: ¿quién serías si no existiera nada ni nadie entre tú y tus sueños? ¿Qué necesitas para tomar la decisión de vivir sin excusas?

5. Elígete primero

"Los deseos dictan nuestras prioridades, las prioridades dan forma a nuestras elecciones y las elecciones determinan nuestras acciones".

Dallin H. Oaks

Toma esta recomendación como parte de tu fórmula de existencia, así cada una de tus decisiones te acercarán a la vida sana que buscas. Te explicaré cómo. El concepto de prioridad se refiere a la anterioridad y preferencia de alguien por algo específico sobre otra cosa y erróneamente se considera que cuando hablamos de tenernos a nosotros mismos como prioridad significa que nos colocarnos por encima de las demás personas como un acto egoísta. Por eso, sé que este enunciado puede ser objeto de cuestionamientos, sin embargo, antes de emitir un juicio sobre este te invito a que consideres lo siguiente: al colocarte en el primer lugar —luego de Dios si eres creyente— y priorizar tus proyectos, tus acciones, tus ideales y tus hábitos, podrás transformar tu interior, te sentirás mejor contigo mismo y podrás darles a las personas con las que te relacionas un mejor trato, de calidad y puro. Entonces, ser tu prioridad no se trata de un acto egoísta, más bien de una necesidad y el inicio del establecimiento de un sistema de amor propio que te conduce por tu camino.

A medida que crecemos, ampliamos nuestras relaciones y participamos de muchos espacios: formamos una familia, obtenemos un empleo, establece-mos relaciones amistosas y de pareja, tenemos hijos, participamos de otros grupos con cuyos miembros compartimos gustos e ideales, etc. Ello nos puede demandar muchas actividades, tareas, esfuerzos, tiempo y energía, y si queremos cumplir eficazmente es necesario que establezcamos un orden. Por eso, es importante darnos ese primer lugar en nuestra vida por encima del trabajo, la fama, los amigos, los familiares, la pareja e incluso de nues-tros hijos; porque de ese modo la felicidad se convierte en uno de nuestros valores, será palpable y tangible. Cuando llevamos un orden indicado de prioridades es porque reconocemos qué es lo que realmente importa, lo cual nos permite tener mayor claridad para saber qué debemos hacer primero y que compromisos debemos enfocarnos.

Veamos un ejemplo. Si elaboras un listado de las cinco tareas principales que debes realizar hoy, y por determinada circunstancia solo tienes la posibilidad de llevar a cabo cuatro de ellas, ¿cuál es la tarea que dejarás de hacer? Po-siblemente no cumplirás con la que es menos importante. Si las cinco tareas que debes realizar son ir al supermercado, avanzar un trabajo, recoger a los niños, limpiar la casa e ir al gimnasio; seguramente si no estableciste un orden de prioridades ese día no haces ejercicio. Ahora piensa ¿qué reciben tus hijos o tu pareja si tú no sabes lo que es importante para ti? Cuando no tienes claro tu orden de prioridades presentas ansiedad, pasas todo el día sin organizarte, te lamentas frecuentemente porque no tienes tiempo para nada o porque no haces nada para ti, te quejas de no comer sano porque tu compañero de trabajo prefirió ir por comida rápida, te enfadas porque preparaste un plato poco saludable porque a otra persona le gusta, etc. Lo que reciben es el sobrante del fruto de tus acciones.

Ahora imagínate en plenitud, feliz, satisfecho con lo que lograste hoy (recuerda que es un día a la vez), disfrutando tu camino, resolviendo eficientemente tus obligaciones laborales y terminando tu jornada temprano, con un estado de ánimo recargado por el placer que sientes al hacer ejercicio, entonces serás una fuente de la cual podrán alimentarse y beber las personas que amas y no tendrás reproches ni te lamentarás porque sientes que pudiste hacerlo mejor.

Si has optado por un camino de transformación, tu alimentación y el ejercicio deben ser una prioridad para ti, así como también tu trabajo por transformarte y crecer, todo lo demás debe pasar a un plano secundario, sin restarle importancia. Si decidiste que todas tus acciones estarán dirigidas a lograr tu objetivo de perder peso, a recuperar tu salud y a vencer la obesidad, habrás escalado un nivel más en los hábitos que te llevarán a tener una vida de bienestar.

6. Crea rituales

Al trabajar desde tu interior obtienes paz, calma, serenidad y bienestar. A esto lo llamamos rituales. Este término se asocia con actividades sagradas y es importante tenerlo en cuenta porque tu vida y tu proceso de quemar de grasa es un sacrificio, ¿recuerdas? Cuando hablo de los rituales no me refiero a crear rutinas, porque estas nos las imponen desde afuera, esas circunstancias nos crean obligaciones, nos generan malestar y cansancio, a la vez que nos hacen perder el ánimo.

Es el momento de establecer patrones, repite las acciones que te hacen avanzar hasta que tu cerebro no tenga que analizarlas, pensarlas ni esforzarse, sino que estas se corresponderán con un mandato de la actividad con fluidez. Recuerdas que cuando aprendías a montar bicicleta necesitabas centrar toda tu atención en esa actividad, tensionar tus músculos y no pensar en nada más que la coordinación de tus movimientos para no caerte o recuerdas que cuando tomaste un volante por primera vez se te apagaba el vehículo, estabas sudoroso y te angustiaba provocar un accidente. Pues, estas situaciones evidencian que la repetición de una acción crea un atajo para que se formen los hábitos que marcan y determinan los resultados que obtendremos.

Los rituales marcan nuestro día, los días marcan nuestra semana y las semanas marcan nuestra vida. Por eso, es importante que establezcamos sagradamente una secuencia de actividades para determinarlos, comienza por crear pequeños hábitos que te lleven a uno mayor. Quizá tu rutina se parezca un poco a este ejemplo: te levantas a las 6:00 a. m., te cepillas los dientes, te sientas en el inodoro, revisas tus redes y ves las noticias, te bañas con agua caliente, no desayunas, llevas a los niños a la escuela, te retrasas por el tráfico, llegas a la oficina y tus colaboradores llegan tarde con frecuencia. ¿Cómo pasas el resto del día al comenzar con una rutina como esta? No te culpo si no tienes ganas de comer algo saludable por la ansiedad que esta te ha creado, seguramente buscarás premiarte con un dulce y ya habrás tachado de tu lista de actividades hacer ejercicio ese día.

Qué te parece si eliges transformar tu rutina y lo conviertes en un ritual que te lleve al próximo nivel: te levantas a las 5:30 a. m.; te cepillas; das las gracias por despertar; meditas durante 15 minutos; vas al baño; escuchas tu música favorita mientras te duchas; abres la llave del agua tibia, luego pasas al agua fría por unos minutos, y disfrutas ese momento en que acaricias y limpias tu piel despertando tus sentidos. Después, te desayunas con un plato cargado de alimentos ricos en proteínas y grasas saludables que te brindan una mayor sensación de saciedad y por un tiempo prolongado. Al no ingerir carbohidratos tan temprano, la energía que tu organismo comienza a producir la toma de la grasa acumulada, así pierdes peso. Ahora que saliste con más tiempo de la casa puedes llevar a tus hijos sin prisa al colegio y hablar con ellos en el camino, llegar temprano al trabajo y ser ejemplo para tus colaboradores por tu puntualidad. Con este ritual has reducido tus niveles de estrés, tienes mayor claridad y enfoque, además de tener mayor ánimo y reserva de energía que no gastaste en desorden, por lo que puedes ir al gimnasio para que tu cuerpo libere sustancias que generan placer y bienestar.

La repetición de nuestras acciones perfecciona nuestros hábitos llevándonos a alcanzar resultados con excelencia, si somos perseverantes lograremos aquello que parece imposible. Atrévete a hacer cambios y a crear mejores hábitos para obtener bienestar. Según los estudios científicos realizados por la University College of London (UCL), en promedio, se requieren 66 días para crear un hábito, por lo tanto, podemos dividir la repetición de rituales en 3 ciclos de 22 días hasta que ocurran sin el mayor esfuerzo.

No te distraigas. Las distracciones no nos ayudan a establecer rituales y sin darnos cuenta nos llevan a asumir nuevamente la mentalidad de víctima cuando caemos en las rutinas y en el esquema de las excusas. Por eso, se recomiendan detonantes o señales que nos lleven a reincorporarnos en nuestros sistemas como el uso de alarmas, recordatorios visuales, murales, calendarios y organizadores –como la herramienta "Mi Secreto" que utilizamos quienes hemos participado en la comunidad ViveSmart– o cualquier otro producto similar y electrónico.

Evaluar y establecer tus pasos en el alcance de cada uno de tus objetivos te permite concientizarte sobre el proceso que manejas e identificar dónde ocurre la distracción, el desvío o el punto donde inicia la falla que te aleja de tu sueño. Te propongo este ejercicio: escribe los rituales que realizas antes de llevar a cabo tus actividades, hazte consciente de los posibles retos de tus esquemas y explora las posibilidades que se te abren ante ellos, cambiado y mejorando algunos. Si quieres que tu esquema sea más completo, puedes comparar tus rutinas actuales y los hábitos que te llevaron a desarrollar la obesidad, con los rituales nuevos que has identificado y que apoyan tu nuevo estilo de vida saludable.

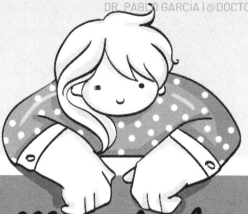

Mis rituales

PARA COMENZAR MI DÍA

_____

_____

_____

_____

_____

RITUAL ALIMENTACIÓN

_____

_____

_____

_____

RITUAL DE ENTRENAMIENTO

_____

_____

_____

_____

_____

7. Registra tus progresos

Recuerda que ser perseverante en la repetición de tus rituales y acciones es la mejor forma de reforzar tus hábitos. Además, llevar un registro de tus progresos te permite saber con precisión si realizaste o no las acciones que te has propuesto para alcanzar tu meta, te recuerda cuál fue tu elección y fomenta tu compromiso contigo mismo y con tu objetivo. Procura plasmar tus cambios inmediatamente cumplas con una pequeña meta o acción, porque en ese mismo instante recibes tu primera recompensa que es la satisfacción del deber cumplido. Esta es la forma más efectiva de visualizar tu progreso.

Si haces consideraciones subjetivas, como apreciación, y no las registras es probable que termines por minimizar o justificar los pocos avances que has obtenido. Los beneficios que comienzas a notar a medida que avanzas en el proceso y tus pequeños logros como la grasa y las libras que pierdes te muestran cómo evolucionas poco a poco, es lo que nutre tu motivación y lo que te inspira a cambiar, por eso debes hacerlo de forma objetiva, escrita y mensurable. Registra diariamente tu asistencia al gimnasio, cómo fue tu alimentación, si desayunaste o no, si almorzaste y cenaste saludablemente, si hoy entrenaste y fuiste al gimnasio, si completaste los ejercicios o si tomaste tus suplementos, incluso registra tus fallas y escribe por qué fallaste y de qué forma. Asimismo, periódicamente y de un modo espaciado pésate y mídete, fíjate en las tallas de la ropa que utilizas ahora y la que usabas antes, también es recomendable hacerse fotos, todo esto anótalo de forma esquematizada.

Cada meta establecida que tachas o marcas porque ya la has cumplido te regala esa sensación de bienestar y de logro que buscas, a su vez, te da nuevas razones y motivos para mantener tu ánimo hasta que finalmente consigues crear ese hábito saludable. Con la sumatoria de avances que obtienes repitiendo estas acciones convertidas en hábitos lograrás mantenerte inspirado y enfocado en tu transformación mental y física, y en tu vida sin obesidad. Imagina que cada día sales con la victoria en las manos porque tienes la evidencia de que caminas hacia el éxito, sin olvidarte de la meta final que deseas alcanzar; y visualízate acumulando días hasta que esta suceda, hasta que se cumpla tu cometido y logres establecer mejores hábitos en tu vida.

No te olvides de llevar siempre contigo un recordatorio de tu meta. Apóyate en las tecnologías y con el uso de las aplicaciones de tu celular en las que puedes registrar tus notas diarias, llevar apuntes, recordatorios, alarmas y gráficos visuales de tus acciones, también puedes diseñar una hoja personal de seguimiento o adquirir un organizador que contenga estas herramientas.

Si gustas, también puedes buscar nuestro diario de pérdida de peso que te apoya en registrar tus avances y tendrás más herramientas para lograrlo.

8. Celebra tus logros

Este último paso es sumamente importante porque determina la posibilidad de anclar un hábito. No te reproches si algún día fallaste, más bien balancea positivamente lo que has logrado, célébrate y fortalece tu sistema de recompensas. Estas deben acercarse a lo que buscas, recuerda que deben ser como un trampolín e impulsarte y no deben represar un obstáculo para alcanzar tu meta. Así pues, si tomaste la decisión de perder peso recompensa tus logros comprando un *jean* que te quede un poco ajustado, eso te impulsará, en lugar de escoger un helado para celebrar tu semana de alimentación balanceada, lo cual te hará retroceder o estancarte en el proceso.

Celebrar significa pasar de la rutina a un ritual sagrado, de llevar una vida pasiva y estancada a experimentar una vida de aventura, bienestar, avance y entusiasmo; consiste en reconocer los logros más mínimos y tomar en cuenta los hábitos que has podido establecer diariamente. Entonces, si haces un balance de cómo estuvo tu día y cuáles fueron tus pequeñas metas alcanzadas, y encuentras que en la jornada rechazaste un pastel porque estas enfocado en perder peso anótalo, es importante, forma parte de tu progreso porque antes no podías hacerlo y ese día lo lograste, compártelo con tus allegados y siéntete orgulloso de haberlo hecho. Asimismo, si levantaste 10 libras más en el gimnasio de las que antes podías alzar celébralo, si durante todo el día te alimentaste saludablemente o tomaste 2.5 litros de agua sin consumir bebidas azucaradas celébralo. Reconoce el valor que tienen esas pequeñas acciones y tu progreso, célébrate con una canción que te guste, una película, una cena apropiada en restaurante y el día que finalmente cruces la línea de meta de tu peso ideal haz una gran fiesta.

Ahora te invito a hacer tuyo cada uno de los ocho puntos que trabajaste acompañado de la lectura de este capítulo y a que los incorpores en tu vida como un hábito, así fortalecerás los demás y llegarás a tu meta. Ten en cuenta que tus elecciones determinan lo que experimentas, como nos lo recuerda el reconocido escritor Paulo Coelho: "Todos los días Dios nos da un momento en que es posible cambiar todo lo que nos hace infelices. El instante mágico es el momento en que un sí o un no pueden cambiar toda nuestra experiencia".

En tus manos está la oportunidad de transformarte creando buenos hábitos. Sé que la información disponible para implementar mecanismos que nos ayuden a crear estos hábitos puede representar una dificultad al momento de identificar un punto de partida, por eso quiero compartir contigo algunos hábitos concretos, prácticos, reales y de fácil cumplimiento que te ayudarán a tener una vida sin obesidad. Puedes ponerlos en práctica, aun cuando te has realizado una cirugía para perder peso. Te aseguro que marcarán resultados satisfactorios y beneficiarán la evolución positiva de tu cirugía bariátrica:

1. Cuida tu hidratación y consume al menos 2.5 litros de agua al día. Si tienes obesidad te recomiendo que consumas en onzas la mitad de tu peso en libras durante 24 horas.

2. Elige alimentarte con lo que puedas cazar, pescar, cultivar o recolectar. Trata de que la cocción de los alimentos sea lo menos procesada posible.

3. Tómate un tiempo prudente para comer, agenda ese espacio para ti. Hazlo en paz y en armonía, con una duración de al menos 30 minutos detenidamente.

4. Come despacio para que la señal de satisfacción llegue al cerebro antes de terminar.

5. Sírvete la porción que vas a ingerir. Si te has realizado una operación es probable que esta no deba ocupar más del espacio central de un plato.

6. Mastica 35-40 veces tus bocados sin hacer el gesto de tragar, notarás que llega un momento en que no tendrás nada en la boca.

7. Abandona por completo los carbohidratos simples, los azúcares y las harinas.

8. Comienza por comer alimentos que tengan mayor valor nutricional.

9. Considera disminuir o eliminar el gluten y los alimentos de pobre valor nutricional como la comida chatarra.

10. No consumas enlatados ni alimentos presentados en cajas. Aunque requerirán una inversión mayor, prefiere los alimentos orgánicos.

11. Disminuye el consumo de alcohol porque una vez este ingresa a tu cuerpo se transforma en agua y en azúcar y debes recordar que el exceso de azúcar se transforma y se almacena como grasa. Además, después de realizarte la cirugía presentarás mayor probabilidad de caer en el alcoholismo.

12. No consumas colorantes ni saborizantes artificiales.

13. No ingieras bebidas azucaradas ni carbonatadas.

14. No ingieras bebidas mientras estés comiendo, espera al menos 1 hora después de comer para hacerlo.

15. Desayuna con alimentos ricos en proteínas y grasas saludables y evita los carbohidratos. Ello hace que tu organismo mantenga la necesidad de producir energía a partir de las reservas, lo cual te dará una sensación de saciedad durante toda la mañana.

16. No tomes jugos naturales. Las frutas contienen un tipo de azúcar llamado fructosa, cuando las consumes en jugo ingieres carbohidratos a mínimo 5 unidades, pero si la comes enteras podrás reducir esa cantidad a 1. Piensa en el ejemplo de las naranjas y las fresas.

17. Comienza a ingerir los alimentos con masa magra, mejor aún si puedes consumir alimentos orgánicos que vienen libres de pesticidas y de gluten.

18. Cuida los aceites que utilizas. Existen algunos que son proinflamatorios como los que contienen omega 6 (casi todos los vegetales); enfócate en consumir los que tienen omega 3 y 9, este último lo encuentras en el aceite de oliva. Te recomiendo usar los aceites de aguacate, oliva o de coco, exclusivamente.

19. Reduce el consumo de lácteos al mínimo, considera otras fuentes de calcio como la leche de almendras.

20. No hagas dietas, mejor aprender a comer con un fin.

21. Entrena con ejercicios que estimulen el crecimiento, la conservación y el rendimiento muscular como los de resistencia, pesas y *crossfit*, más aún si te has realizado una cirugía bariátrica. Este tipo de ejercicios son los más efectivos para perder grasa y bajar de peso, realízalos mínimo 3-4 veces por semana con descansos.

22. Los ejercicios aeróbicos mejoran tu condición cardiorrespiratoria, pero no son los mejores para tu intención. Si estás en proceso de hacerte una cirugía bariátrica no los realices más de 3 veces por semana.

23. Asesórate con un profesional en ejercicios, instructores certificados o disciplinas deportivas supervisadas durante el proceso de pérdida de peso, así aprenderás a crear movimientos correctos y evitarás lesiones, además de enfocarte en los objetivos.

24. Da la milla extra, entrena fuerte, intenta levantar cada vez más peso, aumenta la dificultad de los ejercicios, corre un kilómetro más, exígete el máximo.

25. Duerme. Debes dividir tu día en 8 horas laborales, 8 horas para ti y tu familia, y horas 8 para dormir.

26. Infórmate, aprende constantemente y trabaja en tu ser, recuerda que la obesidad es un síntoma y el resultado de cómo estás viviendo, ve más allá y pregúntate para qué, qué buscas con eso que estás haciendo.

27. Haz un diario en el que registres tus acciones para hacer el seguimiento de tu proceso de pérdida de peso. Apunta en él si entrenaste, si comiste sano, si te pesaste, etc.

28. Pésate semanalmente y toma mediciones, registra esta información en una tabla y celebra tus avances.

29. Cree en ti, en tu determinación, vive un día a la vez.

30. Alimenta tu potencial, sueña tan grande como yo te visualizo.

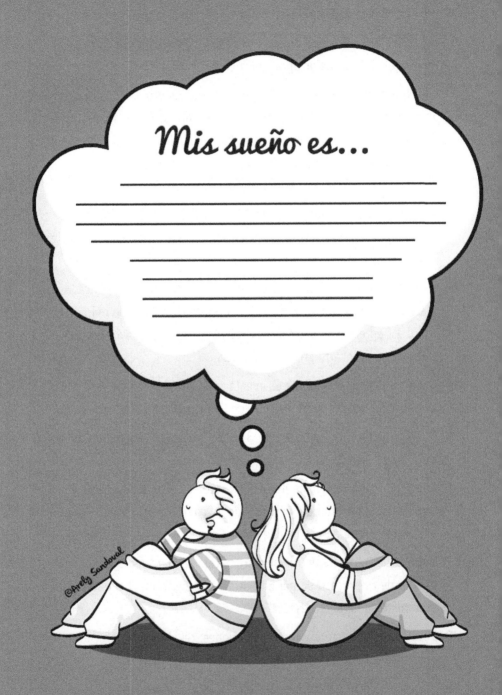

CAPÍTULO 7

HACIENDO TU SUEÑO REALIDAD

 Todos aquellos que han logrado grandes cosas tuvieron grandes objetivos, fijaron su mirada en una meta que era alta, una que algunas veces parecía imposible".

Orison Swett Marden

Si llegaste a este punto de la lectura y has tomado en cuenta cada recomendación para ponerla en práctica en tu vida significa que hay una llama encendida en ti, que te muestra las posibilidades y todo lo que se encuentra más allá de tu obesidad y espera a que te decidas a vivirlo. Ya conoces los secretos para vencer esta enfermedad y que los pasos que das cada día te acercan a lo que quieres. Ahora, ¿realmente sabes qué es lo que quieres? ¿Sabes con claridad qué buscas? Si aún no lo sabes corres el riesgo de tomar caminos más largos, o más cortos, pero que se encuentran en peores condiciones, así que fija tus metas, de lo contario hallarás impedimentos y te estancarás, te sentirás desesperado y frustrado porque puedes devolverte al punto de partida o no ver la solución estando frente a ella.

Por lo tanto, tener claridad en tus objetivos es un elemento fundamental en tu proceso, dado que te permite ver esa dirección final a la que quieres llegar y ponerte en el camino correcto, hacer un posible un mapa y ubicar el lugar en el que deseas estar. Mientras transitas esa ruta también encontrarás paradas puntuales que debes definir con anterioridad, pues estas corresponden a las pequeñas metas y objetivos, los cuales, al sumarse, hacen que tus sueños e ideas se materialicen. Al respecto, Tony Robbins, el gurú del *coaching* moderno, nos dice que establecer nuestras metas es el primer paso para hacer visible lo que hasta ese momento era invisible.

Ahora quiero hablarte de una de las herramientas que podemos utilizar para establecer y afinar nuestras metas. Esta es, el método GROW, que además sirve como ruta para resolver conflictos y obstáculos, así como también para ver los resultados que obtenemos en el camino. Este método fue creado por Graham Alexander y popularizado por el experto John Whitmore, consiste en realizar una organización sistemática de nuestro propósito para tomar el rumbo y poder dirigirlo nosotros mismos, teniendo en cuenta que no somos producto de las circunstancias, sino de nuestras decisiones. La palabra *grow* se traduce al español como *crecer* y su significado se toma de los pasos que la componen, los cuales presentaré en forma de acróstico:

Goal: significa meta u objetivo.

Reality: se traduce como realidad y determina el punto de partida y tu situación actual.

Options: en español opciones, consiste en poner todas las posibilidades sobre la mesa.

Will: traducida como voluntad, algunos autores lo llaman way forward. Consiste en responder a la pregunta ¿qué vas a hacer?

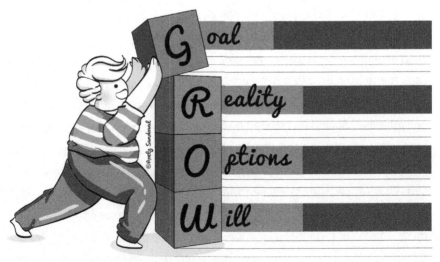

Método GROW

Goal ¿qué quieres?

Comúnmente confundimos los términos *metas* y *objetivos*, dado que ambos se refieren a logros definidos, materialización de ideas, sueños y deseos; y pasan de ser pensadas a planeadas, con el consecuente compromiso de cumplirlas. La diferencia entre estos conceptos radica en que la meta se refiere a unas intenciones globales, amplias y principales como finalizar una carrera; mientras que los objetivos son etapas —usualmente medibles— precisas y directas que nos llevan a una más grande, nos permiten obtener avances puntuales en esos pequeños pasos y, a medida que cumplimos esas etapas, a alcanzar nuestro objetivo final.

Por eso es importante que tus metas sean específicas, medibles, alcanzables y realistas, además debes establecer un tiempo de ejecución y de caducidad para cada una de ellas. A nivel empresarial, las metas y los objetivos que resumen las características de la idea que se va a materializar se fijan con el método Smart, algunos autores sugieren que a este nombre se le añadan otras dos letras para conformar la palabra *Smarter*: estas deben ser evaluables, de allí que se agregue la letra E, que también podría significar *excitante*; y la R corresponde a la palabra *reward* que en español traduce *recompensa*. Para explicar cómo funciona el método *Grow* usaremos como ejemplo el proceso de una persona que quiere vencer la obesidad, aunque puede ser utilizarse en cualquier otro proceso de cambio. Cuando tus metas y objetivos son *Smarter* tendrás un punto de partida.

Specific: establece objetivos y metas específicas que tengan un fin, así obtienes mayor claridad y una dirección. Determina cuáles son y declara qué quieres en concreto, por ejemplo: decir "quiero rebajar" no es un objetivo específico, pero declarar que al final de este proceso perderás 110 libras sí lo es.

Measurable: para evidenciar lo que has alcanzado. Te aproxima e impulsa a tu objetivo final, puedes conoces tus pasos y retroalimentarte para saber si puedes o debes ajustar la carga y los hábitos que has adoptado, de ese modo te permite conocer si el camino que llevas te acerca o aleja de lo que deseas alcanzar. Acciones que puedes realizar: cuenta las libras que has perdido, confirma tu talla y mide tu cintura.

Achievable: tu meta debe ser alcanzable con los pasos y hábitos que has creado, con la adopción de estrategias y tu determinación. Usa el término ambición, refuerza el recordatorio de que eres capaz de perseguir algo grande y majestuoso para ti. Por ejemplo, a través de la cirugía bariátrica, el entrenamiento físico y trabajando en mi ser (tanto mental como emocionalmente) podré bajar de peso.

Realistic: es real que vas a perder esas 110 libras que tienes de más. Visualiza como un hecho lo que sueñas y verás que se materializa al añadir los demás elementos.

Time: la clave para llegar al final del proceso es conocer los plazos, los momentos y el tiempo que tardará; ello te permite enfocarte, ver tus avances, recapitular, acelerar o detenerte según los resultados que obtuviste en este tiempo y los que esperabas. Establecer lapsos te ayuda a crear hábitos y a celebrar cada paso pequeño que das. Por ejemplo, saber que luego de tu cirugía pierdes 20 a 25 libras (medición) en el primer mes (tiempo), el segundo mes perderás de 12 a 15 libras más, y en el tercero serán 8 a 12 libras hasta que te mantengas en un ritmo de 1 a 2 libras por semana; es decir, que si quieres perder 110 libras te tomará un año aproximadamente, más o menos 3 meses de margen. Así estableces el tiempo.

Enthusiasm: persigue tus metas con entusiasmo, alegría y la certeza de que estás construyendo tus sueños y que las decisiones que tomas cada día te ofrecen la vida que quieres. Experimenta los regalos que te brindan los momentos, los días y tus victorias, motívate con cada paso que das y permite que te estimule a seguir en el camino. Disfruta de tu suma de victorias, las visitas al gimnasio, como te queda la ropa nueva, verás lo reconfortante que es el proceso y cómo escoges poco a poco el reflejo que ves en el espejo.

Reward: recuerda que nuestras recompensas nos ayudan a crear hábitos. Celebra cada triunfo y objetivo cumplido, reevalúa tu meta constantemente para que no abandones el compromiso que has asumido contigo mismo, permite que esa meta sea tu nueva fórmula de vida, una vida efectiva, feliz y satisfactoria. Esto hará que tus resultados perduren en el tiempo, es decir, que el peso que perdiste no sea solo por un periodo determinado, sino que te mantengas en él para tener esa vida nueva que deseas, con propósitos claros y sin obesidad.

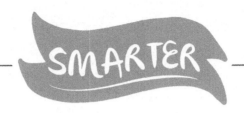

SMARTER

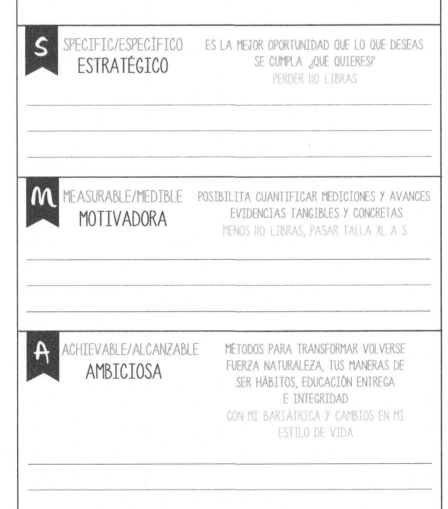

S SPECIFIC/ESPECÍFICO
ESTRATÉGICO

ES LA MEJOR OPORTUNIDAD QUE LO QUE DESEAS SE CUMPLA. ¿QUÉ QUIERES?
PERDER 110 LIBRAS

M MEASURABLE/MEDIBLE
MOTIVADORA

POSIBILITA CUANTIFICAR MEDICIONES Y AVANCES. EVIDENCIAS TANGIBLES Y CONCRETAS.
MENOS 110 LIBRAS, PASAR TALLA XL A S

A ACHIEVABLE/ALCANZABLE
AMBICIOSA

MÉTODOS PARA TRANSFORMAR VOLVERSE FUERZA NATURALEZA, TUS MANERAS DE SER HÁBITOS, EDUCACIÓN ENTREGA E INTEGRIDAD
CON MI BARIÁTRICA Y CAMBIOS EN MI ESTILO DE VIDA

R REALISTIC/REALISTA — CON IMPORTANCIA, OBJETIVA, DEBE INCLUIR LO
RELEVANTE — QUE VAS A DEDICAR Y LAS GANAS PARA QUE
SE HAGA REALIDAD
PERDER 110 LIBRAS

T TIME/TIEMPO — PLAZOS, FECHAS Y ENTREGABLES, PERIODOS, LAPSOS
TÉRMINO — EN CADA ETAPA, FECHA DE TÉRMINO.

25 LB MES 1	2 LB/SEM
15 LB MES 2	110 LB/AÑO
10 MES 3	

E ENTHUSIASTIC/ENTUSIASTA — GENERA EMOCIONES ESTIMULANTES, BIENESTAR,
ESTIMULANTE — PLACER Y SENSACIONES DE LOGRO Y ÉXITO.
"EN SALUD", "ESTOY HERMOSA"

R REWARD/RECOMPENSA — PERMITE TENER GRATITUD Y SATISFACCIÓN,
REEVALUAR — MERECER PREMIOS, CELEBRO Y RECOMPENSA FINAL.
REVISO Y RETOMO.
IR DE TIENDA POR ROPAS NUEVAS DE MODA
PONERTE UN BIKINI

Después de identificar cuál es tu punto de partida, el siguiente paso en el método GROW es conocer tu realidad. Veamos en qué consiste:

Reality ¿dónde estás?

La realidad se define como aquello que existe. Entonces, si nos referimos a un proceso de pérdida de peso consiste en determinar lo que tienes hoy y tu entorno, ese es tu punto de partida y el principio del camino que tienes por andar. Conocer tu realidad te da luz y te libra de sentirte perdido, porque sabes cómo son las cosas realmente, y reconoces que estas no son como las interpretas y que no siempre estarán alineadas de la forma como quisieras.

Ahora, realmente sabes dónde estás hoy y puedes decir con exactitud cómo te encuentras. Para responder a estas preguntas te propongo realizar el siguiente ejercicio: visualiza el día exacto en que fuiste a la consulta de cirugía bariátrica, donde te apoyaron a conocer tu realidad a través del examen físico, tu historia clínica, tu biocomposición y los respectivos análisis de laboratorio.

RECONOCIENDO Y ACEPTANDO MI REALIDAD
¿Cómo me veo hoy?

FOTO DE FRENTE	FOTO DE LADO

Fecha:

Mi físico actual: Mi actividad física:

| Peso: | Estatura: | IMC: | Días x semana: | Min: |

Talla pantalón: Talla blusa: Deporte de práctica:

Cintura: cm   Cadera   cm   Cadera   cm   Otros:

Mi ganancia de peso actual por mi alimentación:

○ Mala calidad ○ Mucha cantidad ○ Mucha azúcar y dulces ○ Hambre permanente ○ Comedor nocturno

○ Pico todo el día ○ Como hasta lo máximo ○ Otros: _____

Ya sabes en números y medidas tu realidad del día. A nivel de gestión podemos utilizar una herramienta básica y genial que te ofrece una claridad de tu situación actual. Se trata del análisis FODA/MECA.

Por sus primeras letras de cada palabra y de las acciones que haremos en cada renglón es que se conforma esta posibilidad de conocerte más a profundidad. Fortalezas propias que están en ti, las cuales vas a Mantener, las Oportunidades que te ofrece el entorno y que vas a Explotar, las Debilidades que identificas en ti como acciones, pensamientos o detalles propios tuyos y que te alejan de la vida que sueñas y que desde ahora eliges Corregir, y por último, las Amenazas externas y de tu entorno que pueden separarte de tu meta de vivir sin obesidad y que desde ya, para que tu realidad sea como esperas, vas a Afrontar.

Te invito a tomarte unos minutos y escribir los detalles de cada uno de los puntos que te regalaran las informaciones de tu realidad y que es probable que no hayas tomado en cuenta hasta este momento. En conciencia plena de ti y en conocimiento sin juicios propios. Escribe abajo tu análisis FODA/MECA.

Mi real

FORTALEZAS A MANTENER	OPORTUNIDADES A EXPLOTAR
_____	_____
_____	_____
_____	_____
_____	_____
_____	_____
_____	_____

l FODA

DEBILIDADES
A CORREGIR

_____
_____
_____
_____
_____
_____
_____

AMENAZAS A
AFRONTAR

_____
_____
_____
_____
_____
_____
_____

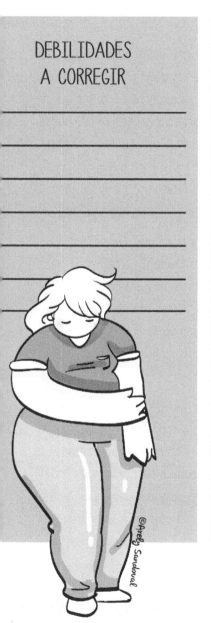
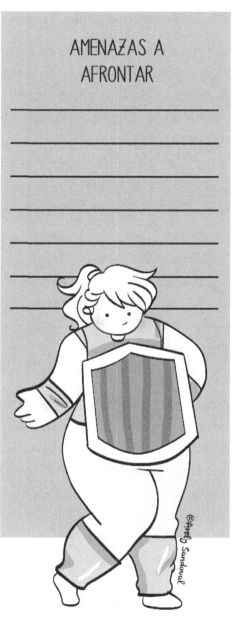

Saber dónde estás hoy es aceptar, ver y apoyar la iniciativa. Conocer tu realidad te da el impulso que necesitas para promover el cambio. La idea no es que te restes entusiasmo por lo que estás a punto de lograr, sino que te motives porque estás a una decisión de alcanzar lo que deseas.

Options/obstacles ¿qué puedes hacer?

Consiste en abrir tu abanico de opciones para ver todas las posibilidades y rutas que puedes tomar para crear lo que deseas: para manejar y vencer la obesidad puedes acudir a una cirugía bariátrica, hacer una dieta keto o ayuno intermitente, hacer ejercicios de pesas, *crossfit*, boxeo o volver a practicar ese deporte que tanto te gusta. Evalúa todas las opciones que te ayudan a alcanzar tu objetivo y analiza completamente todo lo que representa una posibilidad; es importante que no priorices los recursos económicos, si es de tu agrado o si es un gran reto, se trata de tu salud, tu bienestar y la vida que deseas.

Es común que en este paso descartemos las opciones que vemos lejanas o poco alcanzables y comencemos a bloquear nuestra mente y creatividad. Para afrontar y superar los momentos en que ello sucede, pregúntate qué podrías hacer si no tuvieras ningún tipo de restricción, impedimento o limitación. Para tener mayor claridad en cómo lograr tu meta: ¿Qué opciones tienes? ¿Cuáles son las ventajas y desventajas de estas opciones? Compara y evalúa todas y cada una de las posibilidades.

Para Henry Ford, los obstáculos son esas cosas temerosas que vemos cuando apartamos nuestros ojos de la meta. Nosotros, en lugar de llamarles obstáculos, los denominaremos retos, hasta que estos se conviertan en las anécdotas que vencimos con nuestro compromiso y las acciones que elegimos entre todas las opciones que teníamos y consideramos. Para concluir este paso, quiero compartirte algunas preguntas que pueden serte útiles en esos momentos en que se debes enfrentar un reto, con los temores y la incertidumbre que este genera, estos interrogantes son:

· ¿Qué más puedes hacer?

· ¿Quién eres y lo que haces te acerca o aleja de tu sueño?

- ¿Quién quieres ser? ¿En quién te convertirás para hacer que eso pase?

- ¿Qué estás haciendo para alcanzarlo?

Will/way forward ¿qué eliges? y ¿qué vas a hacer?

El genio Albert Einstein te respondería que "hay una fuerza motriz más poderosa que el vapor, la electricidad y la energía atómica: la voluntad". Esta se define como la capacidad de elegir en completa libertad nuestras acciones y conductas, además, podemos usarla para describir la determinación y la fuerza de empuje que aplicamos en una dirección de forma intencionada. Así pues, tener voluntad es elegir saltar los retos reales que enfrentamos, los obstáculos creados en nuestra mente. Esto nos permite alcanzar cada meta con la valentía y en el impulso que nos ofrece, por eso es importante cultivarla.

¿Cómo lo hacemos? Con la automotivación. La voluntad se retroalimenta de nuestros pequeños éxitos y el cumplimiento de las metas propuestas, estas jamás se cumplirán si no realizamos acciones concretas y planificamos los pasos que vamos a seguir. Es en este punto es donde debemos hacernos responsables de nuestro propósito, ser conscientes de que somos nuestro proyecto más importante para querer y perseguir cambios, crear hábitos, obtener resultados, experimentar una verdadera transformación física, mental y espiritual hasta que se materialicen cada uno de nuestros objetivos. La voluntad nos ayuda a aterrizar los sueños en un plan de acción para que se conviertan en una realidad.

A nivel de negocios, para la resolución de situaciones y establecer un plan de acción se utilizan las herramientas 5W2H o 6W2H. Este plan se estructura completamente al responder a un grupo de preguntas clave, basado en las 5W que se utilizan en el periodismo a las cuales se les asignó, posteriormente, nuevas preguntas para la gestión administrativa con las 2H. Las W y las H son las iniciales de las preguntas que debemos incluir para tener mayor claridad en la elaboración de nuestro plan de acción, estas son:

- *What* o qué

- *Why* o por qué

- *Where* o dónde

- *Who* o quién o quiénes

- *When* o cuándo

- *Winners* o ganadores

En nuestro caso anexaremos otras dos W que considero abren nuevas respuestas de valor inmensurable y te acercarán a tu meta, tanto así que podrían ser las dos preguntas más importantes. A lo largo de mi experiencia como médico he visto que algunas personas llegan al consultorio para operarse por razones erradas. Ello motiva que incluya estas dos W que son: *whom* o para quién y *what for* o para qué. La dos H corresponden a *how* o cómo y a *how much*, cuánto cuesta.

Probablemente al llegar a este nivel tienes claridad sobre la respuesta de cada uno de estos interrogantes y acerca de cuál es tu meta final. Pero al plasmar tu plan de acción con este método, el cual he modificado como 8W2H, podrás aterrizar tu intención y crear el mapa de estrategias que te orientará para llegar al destino soñado. Al responder, enfócate en las soluciones y nunca en los obstáculos o las eventualidades, y elige aquellas que sean objetivas, permanentes y definitivas.

A medida que exploras esta guía para elaborar tu plan y tus estrategias, te invito a que profundices en tus respuestas y más adelante escribas sobre las siguientes directrices:

WHAT – ¿QUÉ?

Escribe la meta que estableciste en los ejercicios anteriores. Ten en cuenta que esta sea SMARTER. Tomaremos nuevamente el proceso de pérdida de peso como ejemplo en este punto:

· Voy a bajar 100 libras este año y mantenerme.

· Convertirme en gerente general de la empresa.

2. WHY – ¿POR QUÉ?

Debes responder cuál es la razón que te lleva a tomar la decisión de bajar de peso, que te motiva e invita a hacer eso que quieres alcanzar:

· Necesito recuperar mi salud.

· No quiero tener más diabetes.

· Para hacer las paces conmigo.

· Para entrar al equipo de baloncesto.

· Para recuperarme de mi lesión de la rodilla izquierda.

3. WHEN – ¿CUÁNDO?

Sin esta respuesta tus acciones y planes quedarán en el aire, es decir, no serán más que ideas que no materializaste y se perderán en el tiempo. Debes especificar el momento en que lo vas a hacer y establecer el periodo en que planeas alcanzarlo:

· En un año.

· Bajar 50 libras en mis primeros 3-6 meses.

· Al mes de mi cirugía inicio el gimnasio con sesiones de 30 min.

4. WHERE – ¿DÓNDE?

Determina dónde harás el proceso y cuáles son las acciones que llevarás a cabo. Cuando estableces un lugar preciso puedes incluir los movimientos y las rutas de desplazamiento que sean necesarios y no afectarás tu desempeño ni la organización de tu tiempo o tus prioridades porque has tomado las previsiones necesarias. Por ejemplo:

· Mi cirugía es en la clínica Soy Más que la Balanza en Santo Domingo.

· Iré al gimnasio Yo Puedo de la Ave. 27 de Febrero.

· Consumiré alimentos orgánicos de Huerto Saludable.

5. WHO – ¿QUIÉN?

Esta respuesta es fundamental en tu proceso. Debes identificar a la persona que te ayudará a llevar a cabo tu plan de acción, ¿quién o quiénes lo realizarán? Considera, además, que solo hay una persona con la fuerza que necesitas para transformar tu realidad y eres tú mismo, si no te comprometes con tu propósito, aunque estés en las mejores manos –expertos, médicos, instructores, familiares– será muy difícil que lo logres. Anota quiénes participarán directamente en tu proceso:

· ¿Quién? Pues nadie más que tú, ¿Quién más?

· El instructor Johnny Bravo en el Gimnasio X.

· Correré en el parque con mi pareja.

· Equipo en la liga de baloncesto.

· Mi nutrióloga la Dra. Pera Sana.

6. WINNERS – ¿GANADORES?

Determina quiénes son las personas que más se benefician con esta planificación. Recuerda ser el primero en tu listado porque si te priorizas lo podrás lograr. Eres la persona del triunfo que dejará la obesidad de una vez por todas y recuperará la salud.

· Tus ganas

· Tu familia

· Tus amigos

· Tu trabajo

· Tu salud

7. FOR WHOM – ¿PARA QUIÉN?

A pesar de que esta pregunta no forma parte de la herramienta, la he añadido por considerarla sumamente importante en el establecimiento de tus metas. Esta es una de las primeras preguntas que nos hacemos, seguramente antes de comenzar la lectura de este libro o de hacer cualquier intento por bajar de peso te has cuestionado ¿para quién lo harás o lo estás haciendo?: ¿para otros?, ¿para tu pareja?, ¿para tus padres?, o ¿para tus hijos? Indistintamente de cuál sea tu respuesta debo decirte que si no es *para ti* has escogido la razón y la motivación equivocada, pues tu decisión de vivir sin obesidad es tuya, debe ser exclusivamente para ti.

· Para mí

8. WHAT FOR – ¿PARA QUÉ?

La respuesta a este interrogante te regalará una finalidad sin juzgarte; y la posibilidad de ver con claridad, sin ningún filtro o pensamiento limitante. En este punto encuentras tu propósito, la meta profunda que deseas alcanzar y la inspiración para logarlo.

· Para vivir a plenitud

· Para mi felicidad

· Para ver crecer mis nietos

Estas son tus 8W. Ahora te comparto las 2H:

1. HOW – ¿CÓMO?

Determina específicamente qué pasos darás para cumplir tu sueño y cómo lo conseguirás. Aquí debes establecer los pasos, las tareas y los mecanismos para cumplir con tu propósito, además, en este punto se manifiesta la posibilidad del logro con tus acciones. Cuando tu qué es lo suficientemente poderoso puedes resolver cualquier obstáculo y reto que se presente, así que deposita todas tus ganas en el alcance de tu meta y abandona las excusas al enfocarte en contestar. Tanto las acciones, las actividades y los hábitos que aprendimos a crear en los capítulos anteriores como las herramientas existentes representan este como.

· Con la cirugía bariátrica

· Tomando un préstamo

· Recolectando el dinero con rifas y actividades pro-fondos

· Vendiendo mi vehículo, pues mi salud es más importante

· Viajando a República Dominicana para atenderme

· Haciendo una hora de ejercicios cuatro veces por semana

2. HOW MUCH – ¿CUÁNTO?

Usualmente esta pregunta se refiere al dinero que se va a invertir. En mis redes sociales recibo comentarios de personas que no se hacen la cirugía por los recursos económicos, asumiendo este factor como un limitante y pensando desde la escasez; pero cuando ese *qué* es demasiado importante para ti, esta pregunta se traslada a la última posición en la lista de aspectos relevantes, más aún si has contestado las preguntas anteriores, ese *cómo* y *cuándo* que es lo que marca tu realidad. La inversión más importante que debes hacer es en ti. Coloca en un lado de la balanza del *cuánto* el precio que tendrá para ti permanecer en el mismo lugar, sin moverte y en tu obesidad, con tus dolores, sufrimientos, complejos, sentimientos de autodestrucción y frustración; y en el otro extremo de la balanza coloca lo que significa para ti perder ese peso y vivir una realidad distinta. ¿De qué lado se inclina tu balanza?

La importancia de contestar esta pregunta no es cuánto te costará en términos monetarios; sino cuánto inviertes en esfuerzo, tiempo, sacrificios, sudor y cansancio, más aún, cuál es tu costo de oportunidad para permanecer con esa enfermedad, cuál es el precio que pagas. Entendiendo lo anterior planifica y presupuesta, encuentra la forma, organiza los pasos y las etapas, y piensa en lo que el cambio implica para ti en todos los aspectos. Considera, entre otras cosas:

· Presupuesto de comida sana semanal

· Inscripción en el gimnasio

· Cita con la nutricionista

· Cirugía de manga gástrica

· Tiempo

Al llegar a este punto es tiempo de que tomes las riendas por completo. Pues estás en capacidad y dispuesto a cambiar el rumbo de tu vida y a vencer tu obesidad; y cuentas con las herramientas para alcanzar el tipo de vida que deseas tener conforme a tus sueños, la cual has diseñado a lo largo de este camino con tus hábitos y los actos saludables que realizas todos los días. Es el último día viviendo a medias con acciones mediocres, y permitiendo que el mundo exterior te lleve mientras tú esperas de brazos cruzados en el mismo lugar.

Creo en ti, en tu potencial y en las bendiciones que eres capaz de crear con tus manos. Sé que vencerás la obesidad con o sin la cirugía bariátrica; con ese plan que has escogido, analizado, estudiado y diseñado, ese que hiciste tuyo desde hoy y que mantendrás hasta que alcances tu objetivo final. Sé que lo lograrás, confío en que has tomado la decisión firmemente y que te mantendrás en ella. Recuerda que no se trata de entrenar para la carrera de los 40 km y el día en que cruces la meta se acabó, encuentra la inspiración que necesitas para que tus cambios sean para siempre y sin vuelta atrás.

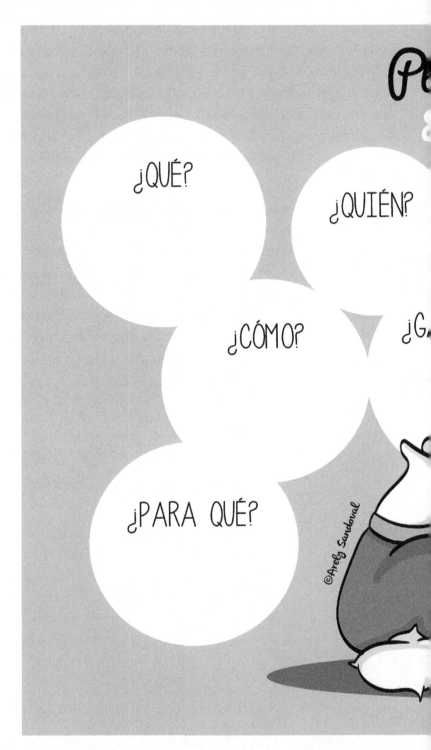

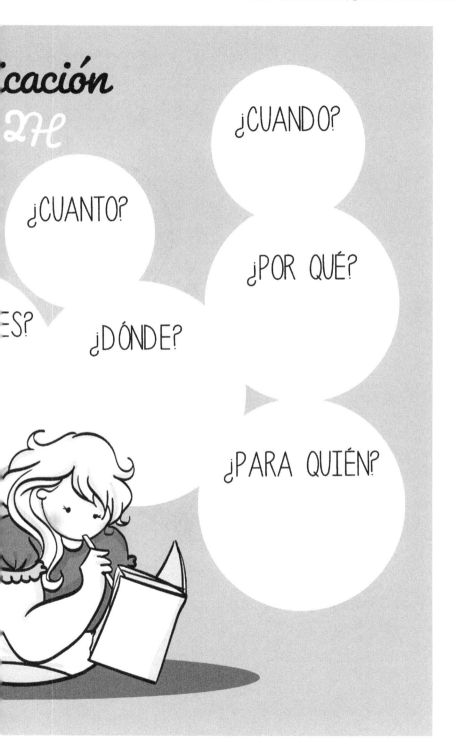

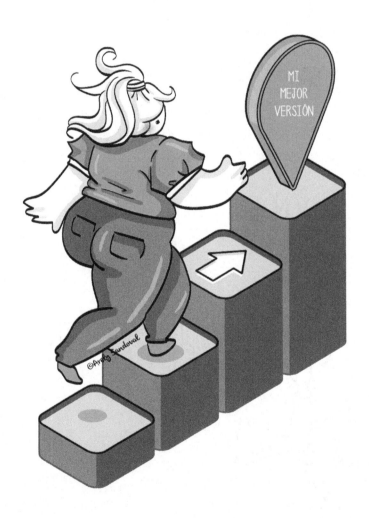

CAPÍTULO 8

HACIA TU MEJOR VERSIÓN

 Sé la mejor versión de ti mismo... No podrás vivir en auténtica pasión, si te conformas con una vida que es menos de la que eres capaz de vivir".

Nelson Mandela

¿Conoces a alguna persona que haya alcanzado una meta y luego se le escapa?, o ¿a alguien que haya bajado de peso y nuevamente haya recuperado lo perdido y un poco más? Seguramente que sí, esto pasa porque nos olvidamos de que no somos estáticos y que todo evoluciona, incluyéndonos. Hasta la más pequeña de las células de nuestro cuerpo es reemplazada por otra y nuestro entorno también se transforma constantemente. De igual forma ocurre con los demás aspectos de nuestra vida y encontramos que aquello que hoy funcionaba debemos transformarlo mañana y continuar moviéndonos, por eso Confucio señalaba que "quien pretenda una felicidad y sabiduría constantes, deberá acomodarse a frecuentes cambios".

Con ello no me refiero a que debes cumplir para luego soltar, es decir, no establezcas como meta perder peso para una boda o para asistir al encuentro con los amigos del colegio. Hazlo para ti y con una motivación e inspiración que no acabe, que te comprometa a vivir con salud y a ser lo mejor que puedes ser en todos tus renglones. Además, después de alcanzar una transformación real tanto de tu ser físico como espiritual y de lograr el peso que deseabas y la mejor condición física posible, no debes perder de vista que la persistencia y la reinvención es lo que nos hará mantenernos y continuar el ritmo de plenitud que hemos alcanzado en nuestra vida diseñada. Es un juego de mejoras continuas.

En las empresas se utiliza la gestión de calidad para disminuir pérdidas, errores y fallos en una producción, antes de que ocurran eventos que la puedan afectar. En nuestro caso, la gestión de calidad abarca todas esas acciones que vamos a realizar para evitar los fracasos en el logro de nuestros objetivos, esto es, incluye todas esas herramientas que vamos a crear y a colocar en nuestro arsenal para no recaer en los malos hábitos que nos llevaron a desarrollar la obesidad. Gestionar la vida con calidad es una invitación a anticipar aquellos detonantes que describimos en los capítulos anteriores, los cuales determinan el inicio de un mal hábito. Este aspecto debe tener la misma seriedad que asumimos al tomar la decisión de cambio, así pues, en cada acción que tomemos debemos anticipar que puede interponerse entre nosotros y nuestro sueño.

En nuestra gestión de calidad debemos propender por conocer los errores que nos pueden obstaculizar el camino hacia la meta de perder peso, así como también los que hemos cometido, de esa forma podemos enmendar nuestras faltas. Incluso, puedes registrar esos puntos débiles como primer paso para reforzarlos y para no recaer o perdernos nuevamente en el camino. Apóyate en tu equipo de tu vida, con quienes mantienes una comunicación abierta y que podrán tenderte la mano en caso de que caigas; pues aun cuando tú mismo puedes levantarte al tener buena gestión, es importante que cuentes con el apoyo de otras personas en el proceso.

Cuando aplicas la gestión de calidad en ti, en tus metas y tus hábitos realizas acciones más eficientes y obtienes mejores resultados, incluso esos que solo soñaste. También podrás ejecutar tu plan de acción con una inversión y costos menores al saber racionalizar tus recursos, tu tiempo y tus esfuerzos; y podrás realizarte una cirugía de obesidad con la cual pierdes grasa y alcanzas tu peso ideal en un tiempo menor y de forma continua, duradera y segura, recibiendo el regalo de aumentar constante y progresivamente tus beneficios y la satisfacción de ser y hacer lo que siempre soñaste.

Algunas empresas buscan su crecimiento al adoptar una filosofía Kaizen, que consiste en un sistema de mejora continua y productividad. Su nombre proviene de las palabras *kai*, en japonés que significa *cambio* o *enmendar*; y la palabra *zen* que significa *bueno* o *beneficioso*, haciendo referencia a vivir en un "proceso de cambios beneficiosos", los cuales se comparten con los demás y generan un bien común.

A continuación, te comparto el decálogo de los principios que describen el espíritu Kaizen más que como un sistema, como una fórmula de vida:

1. Nada es estático. Renuncia a las ideas fijas y rechaza el estado actual de las cosas.

Fluye y ve por más, bajo la premisa de que "hoy mejor que ayer, mañana mejor que hoy".

2. Cuando dices no se puede hacer, elige reflexionar sobre cómo hacerlo.

Deja a un lado la negatividad, los obstáculos y las excusas no deben tener lugar en tu proceso. La respuesta que te invita a encontrar este principio es a la pregunta ¿cómo hacerlo?, siempre que enfrentes un problema busca la solución. Muchas personas piensan que no se pueden operar porque falta de recursos, lo cual se debe a que no han encontrado un para qué de peso o han priorizado otras cosas y a otras personas antes que a sí mismos. No seas parte del grupo de los que a cada solución le buscan un problema. Como nos enseñó Winston Churchill: "Un pesimista ve la dificultad en cada oportunidad; un optimista ve la oportunidad en cada dificultad"

3. Ocúpate en qué vas a mejorar y realiza buenas propuestas de crecimiento.

Tienes muchas posibilidades y formas para lograr las mejoras deseadas, todo está en tus manos, cada mañana trae nuevas oportunidades. Levanta más peso en el gimnasio, corre 100 metros más y elige no comerte hoy ese pastel.

4. La perfección es el enemigo de lo bueno.

¿Cuántas veces te detienes a realizar eso que te acerca a tu objetivo porque las cosas no son exactamente igual a como las planificas? ¿Has dejado de hacer actividad física porque los tenis estaban sucios? ¿Dejaste de comerte una ensalada porque se terminó el aceite de oliva? Estas decisiones te frenan y te estancan en el proceso, debes enfocar la dirección a la que deseas llegar y comenzar con las herramientas que tienes, sigue adelante. Hazlo un día a la vez, lo mejor que puedas, con lo que tengas hoy. No es posible tener todo exacto y a la perfección, mucho menos cuando estamos en constante movimiento y transformación.

5. Corrige los errores en el momento.

Todos cometemos errores y eso es lo que nos hace humanos, pero la elección de permanecer en ellos nos convierte en personas necias. Si no reparas las consecuencias de tus equivocaciones y dejas la puerta abierta se repetirá la historia y tropezarás muchas veces con la misma piedra. Entonces, si un día, de camino a casa, te compraste un helado o una malteada y antes de consumirlo te diste cuenta de que esto frena tu proceso de pérdida de peso, y que no debes tomarla por el hecho de haber gastado ya el dinero, aún tienes la posibilidad de regalársela a otra persona y corregir tu error.

6. Conecta con tus ideas aun en medio de la dificultad.

No puedes controlar lo que ocurre en tu entorno ni las situaciones o circunstancias, por tanto, lo determinante en tu camino será como aceptas y actúas ante las adversidades. Recuerda que los retos son oportunidades de crecimiento y aprendizaje y las crisis nos impulsan a crecer.

7. Analiza las causas y encuentra solución.

No te quedes de brazos cruzados ante aquello que te aleja de tu meta, más bien encuentra la solución y ve el regalo. Si se te dificulta ir al gimnasio porque se generan trancones en el camino y no tienes otra ruta o porque está ubicado en una zona muy retirada de tu casa, la solución más simple a este obstáculo es dejar de asistir; esto es solo una excusa, en lugar de desistir, busca un gimnasio que esté en la ruta de tu casa, o que puedas visitar a las 5:00 a. m. o entrena entonces al aire libre, esas son soluciones más acertadas.

8. Escucha a los demás, aunque te guíes de la voz principal, la tuya.

Crea equipos de vida, apóyate en las personas que estén para ti y para quienes tú también estarás. Busca grupos de apoyo, profesionales, compañeros de proyecto, de tus bariátricas y de gimnasio, que puedan aportarte ideas para aplicarlas en tu proceso de pérdida de peso.

9. Prueba y validación.

Practica tus hábitos y establece rituales, espera tus resultados y si son favorables continua, si no obtuviste lo que esperabas replantea tus posibilidades. Por ejemplo, si no te funciona la dieta cetogénica espera un tiempo determinado y replantéate otro método.

10. La mejora es continua e infinita.

Ten la certeza de que siempre puedes alcanzar más y crecer infinitamente. ¿Qué más puedes hacer? ¿Cómo puede ser mejor? Puedes bajar las 100 libras que tienes de más, tonificar los músculos, aumentar tu masa muscular, definir tus abdominales, etc.

En suma, la filosofía de gestión de calidad nos ayuda a mantener un crecimiento en forma de espiral, el cual nos permite asegurarnos de que cada día avanzamos en nuestra transformación hacia una mejor versión de vida.

Hasta aquí hemos hablado de la obesidad como enfermedad y sus causas, seguro has podido identificar que ocasionó la obesidad en tu caso. Asimismo, habrás comprendido que esta enfermedad no se origina por comer descontroladamente o tener una vida sedentaria y has dejado de sentirte culpable por ello y de preocuparte. Al llegar a este nivel de lectura también sabes que el propósito se logra paso a paso, con las herramientas y estrategias adecuadas, y con tu decisión de alcanzar cada día la vida que deseas; y que puedes eres una persona capaz de ser ejemplo de victoria y de una vida sana y plena.

Entonces, ahora me corresponde presentarte un medio efectivo, real y duradero que puede ayudarte a cumplir tu propósito en menos tiempo y de una forma segura. Este es, la cirugía bariátrica, que tiene la mayor tasa de éxito entre todos los métodos para vencer la obesidad. Mi profesión me brindó la oportunidad de apasionarme por el manejo de la obesidad, me acercó a mis pacientes, me llevó a establecer relaciones de confianza mutua y me interesó por el estudio del pensamiento humano. Hoy guio a otras personas por este camino de libertad y con el *coaching*, los oriento para que vean más allá de los conceptos simples y mecánicos que intervienen y representan la condición y la intervención. Todo ello me inspiró a crear este compendio de reflexiones, experiencias de vida y aprendizajes que adquirí en el ejercicio de mi profesión, de esta hermosa carrera de servicio, amor y entrega que para mí representa ser especialista y cirujano de obesidad.

Los próximos temas te los comparto con alegría y confiado en que te ofrezco un aprendizaje de máxima calidad, simple, detallado y completo de toda la información que necesitas saber si deseas combinar la transformación de tu ser —sobre la cual hemos interiorizado en estas páginas— y tus maneras de pensar y actuar con tu cirugía bariátrica, para así sellar permanentemente esta victoria sobre la obesidad que te acompañará por el resto de tus días.

Antes de pasar a nuestra última parte del este, nuestro libro, quiero que tomes un momento para leer detenidamente las siguientes líneas, como inicio de tu nuevo proceso interioriza, pacta, comprométete contigo y con tu palabra, para que cada oración y párrafo lo tatúes en ti y lo vivas cada momento de tu vida:

Pacto conmigo

YO, _____,
PACTO conmigo, aquí y ahora, amarme incondicionalmente, cuidar mi espíritu, alma y cuerpo hasta el final de mis días.

Me COMPROMETO:

A cambiar la mirada con la que me veo, hacia la vida, mi entorno, el mundo. Desde ahora con ojos abiertos y compasivos para descubrir la belleza de la vida.

A ser mi prioridad, soy lo mas importante. Cuidaré de mi tiempo, mi espacio. Nada terrenal estará por encima de mi amor propio.

A respetarme y cuidarme, diciéndome palabras bonitas y con intención afirmando los mas bellos pensamientos sobre mi.

A perdonarme, dejando atrás los juicios y heridas causadas por mi. Hago las paces conmigo y acepto los aprendizajes de mi pasado, mi historia. Los veo como parte de mi crecimiento, momentos de valor que me han permitido llegar hasta aquí.

A no vivir en el pasado, lo acepto y visito como herramienta de aprendizaje, dejo de preocuparme por el mañana, el único momento importante a disfrutar en alegría es ahora, mi hoy.

A hacerme cargo de mi vida por completo, saliendo de mi zona de confort donde la magia sucede y vivo la belleza de mi vida extraordinaria, la que soñé. Cada paso que doy es en dirección a mis objetivos, sin distraerme con objetos brillantes y los retos que se puedan presentar.

A vivir en mi presente; desde ahora vivo en conciencia plena, apreciando cada segundo de mi vida. Respiro y siento el aire como entra a mis pulmones, un regalo de la vida. Esa luz majestuosa se expande a cada rincón de mi ser.

A que todas mis acciones sean extraordinarias, siempre siendo la mejor versión de mi. Anhelando con alegría los milagros en mi vida.

A escucharme y dejarme guiar por la luz que esta en mi para vivir a plenitud y sin obesidad. Encontrarme conmigo, sanando y restaurando mi ser.

A seguir las instrucciones para mi proceso de perdida de peso, sanación y reencuentro conmigo.

A elegir con poder y valentía hoy y para siempre cumplir con este pacto.

Me comprometo a "SER MAS QUE MI BALANZA"

_____
Firma

_____
Testigo

Dr. Pablo García (Testigo)

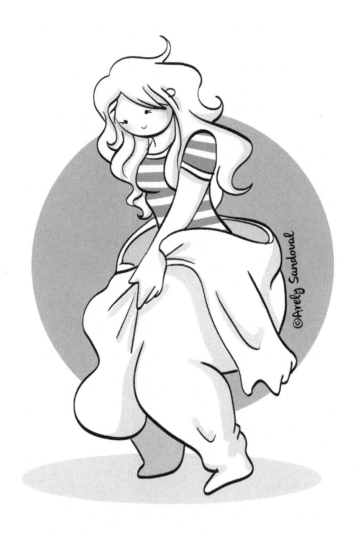

©Arely Sandoval

CAPÍTULO 9

Una oportunidad en la cirugía bariátrica

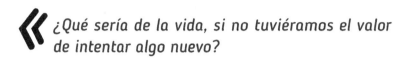

¿Qué sería de la vida, si no tuviéramos el valor de intentar algo nuevo?

Vincent van Gogh

TU CIRUGÍA BARIÁTRICA

Las cirugías bariátricas son una de las alternativas más efectivas y seguras que existen para tratar la obesidad. Con ellas se busca modificar la capacidad del estómago para reducir la ingesta, producir cambios en la absorción de los alimentos y en el apetito, o combinar todas estas posibilidades. El término se refiere a todos los procedimientos abiertos, mínimamente invasivos o no, cuyo objeto específico es la pérdida de peso.

Las cirugías de obesidad son mínimamente invasivas, se hacen a través de orificios por el cual se introducen puertos e instrumentos desde 3 hasta 15 milímetros, se le conoce como cirugía laparoscópica (mal llamada "láser"). Actualmente es el abordaje que más se recomienda, existe también opciones de procedimientos que se asiste o se realiza con un robot, conocida la técnica como cirugía robótica. En cuanto a las cirugías no invasivas, en estas no hay agresión directa en los tejidos como sucede en algunos procedimientos endoscópicos, tal es el caso del balón gástrico.

Con la palabra metabólica, nos referimos a mejorar las condiciones relacionadas con la obesidad, las cuales son agravadas en proporción directa a la severidad de la enfermedad. Inicialmente el objetivo de bajar de peso con buenos resultados a través de estas cirugías hizo que este procedimiento ganara popularidad, y que hoy se realice con éxito en todo el mundo con un bajo índice de complicaciones y mortalidad cuando la practican los equipos preparados para ello.

Se evidencia que la cirugía bariátrica mejora y desaparece los síntomas de enfermedades asociadas. A la vez, reduce el uso de medicamentos por periodos de 8 a 10 años para las enfermedades que tienen consecuencias fatales como la diabetes tipo 2, la hipertensión, la depresión, la incidencia de cáncer, el hígado graso, la insuficiencia venosa, los trastornos osteomusculares, entre otras. Ello coloca este procedimiento en otro renglón, tanto así que en muchos países los gastos de estos son cubiertos por la seguridad social, dado que los análisis económicos demuestran que en un periodo de 3 a 5 años de gastos médicos, consultas y medicamentos se retorna la inversión en el procedimiento; sin considerar los casos catastróficos asociados a la obesidad como los infartos cardiacos y sus cirugías, los reemplazos de rodillas y caderas, los internamientos en Unidades de Cuidados Intensivos (UCI) por complicaciones cerebrales, hipertensión, diabetes, entre otras, que incrementan los costos para los sistemas de salud y no termina por resolverse la causante de todos los problemas.

Así pues, cada vez aumentan las recomendaciones para practicar este procedimiento en los pacientes enfermos con obesidad, aunque son escasos los referimientos de especialistas no relacionados con la cirugía como los endocrinólogos, los nutriólogos, los cardiólogos o los internistas. La mayoría de las personas que deciden operarse se dirigen a la consulta médica por los testimonios de allegados o porque tuvieron acceso directo a la información a través de los medios y pocas veces por recomendación de otros profesionales de la salud.

Independientemente de qué o quién te motivó a hacer esta lectura, ya sea por referimiento médico, iniciativa propia o por el testimonio de alguien cercano que te llevó a explorar esta posibilidad, debes saber que la cirugía bariátrica es una oportunidad para comenzar a vivir de una forma diferente. Este procedimiento te ayuda a que logres el peso deseado cada día, viviendo uno a la vez y desde otra perspectiva, es un apoyo para que puedas modificar tu estilo de vida.

¿ES PARA MÍ?

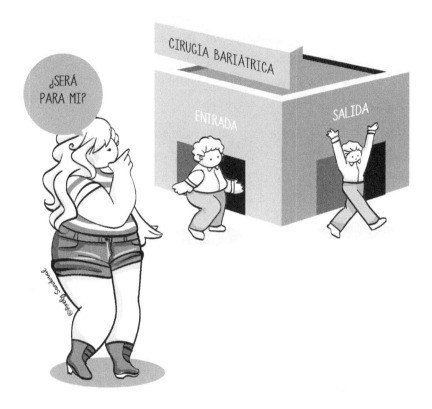

 Mantente alejado de la gente que menosprecia tus ambiciones. La gente pequeña siempre hace eso, pero los realmente grandes hacen que sientas que tú también puedes ser grande".

Mark Twain

En la actualidad muchas personas debaten si la cirugía bariátrica es un capricho o una necesidad, más aún, en los casos donde una persona se encuentra en la frontera entre someterse o no al procedimiento, y en este punto quiero compartir contigo otro aspecto de mi testimonio personal. En mi caso, decidí pasar de cirujano bariátrico a paciente por el grado de obesidad que enfrentaba, pues esta enfermedad no solo comenzaba a afectar mi salud, sino también mi estado de ánimo, y tanto social como profesionalmente estaba en camino a mi autodestrucción. Tenía obesidad tipo 1 con un IMC de 34 kg/m². Me encontraba justo en esa línea de bajar una vez más (sería mi quinto intento real) o someterme a la cirugía y, finalmente, escogí esta última opción.

¿Era o no candidato? Eso está en discusión, solo que si me preguntas para qué lo hice, no tendría una respuesta más honesta que decirte: estaba agotado. Me había cansado de los juicios, los míos, los de mis propios pacientes que habían superado la obesidad, los de mis padres y los familiares que estaban preocupados amorosamente por mí. Asimismo, de que no me sirviera la ropa, de que me diera vergüenza quitarme la camisa en una playa, y de que me saludaran recordándome que estaba gordo. Me operé porque me cansé y a varios años de esto, considero que ha sido una de las mejores elecciones que he tomado en mi vida.

En cuanto a las recomendaciones que existen actualmente para realizar esta cirugía se evidencia que la normativa debe ser actualizada, pues aún permanece la del año 1991. El Instituto Nacional de Salud indica que la cirugía se debe realizar en pacientes con obesidad mórbida, recordando que los diagnósticos por esta se realizan por tener un IMC mayor a los 40 o 35 kilógramos por cada metro cuadrado con alguna condición relacionada a la enfermedad. La diabetes, la hipertensión, la apnea del sueño, la *pseudotumor cerebral*, cáncer, accidentes cerebrales, trastornos osteomusculares, depresión y el hígado graso, son algunas de las enfermedades relacionadas con la obesidad que se controlan y mejoran con la cirugía de pérdida de peso. Los estudios que se han realizado en la materia demuestran que esta cirugía tiene beneficios para los pacientes con obesidad tipo 1, 2 y 3; y es considerada como opción de tratamiento en los pacientes con diabetes tipo 2 y otras enfermedades.

Por lo general, muchas personas creen que al optar por la cirugía bariátrica se toma un camino fácil. Si le preguntamos a los profesionales en endocrinología y nutrición o a las personas que padecen de obesidad cuántos fracasos han experimentado, si han logrado perder un peso significativo sin cirugías o si han logrado mantener el peso perdido, en sus respuestas nos daremos cuenta de que al optar por cirugía no se escoge el camino fácil, tampoco es una decisión que se toma por capricho, sino más bien por necesidad.

Respecto a las edades, habitualmente se practica en pacientes con edades entre los 16 y 65 años, la mayoría de los grupos organizados de cirugía bariátrica realizan los procedimientos. También existen programas de cirugías en adolescentes desde los 12 años, cuando la condición es extrema o padecen alguna enfermedad relacionada con la obesidad. De hecho, en algunos casos los pacientes con mayores edades podrían considerarse también candidatos.

La cirugía es para aquellas personas que conscientemente y con seriedad han realizado varios intentos conservadores y sin intervenciones. No se recomienda para los pacientes con dependencias o adicciones activas, incluyendo el alcoholismo y la drogadicción; tampoco para quienes tienen trastornos de la coagulación, algunas enfermedades inflamatorias y mujeres en estado de embarazo.

Estadísticamente, la tasa promedio de fracaso en los intentos de pacientes con obesidad por bajar de peso sin realizarse este tipo de intervenciones es de un 80 %, y se eleva a más de un 95 % a 2 años en algunos estudios. Se evidencia que en la enfermedad influyen otros factores además de la voluntad, el autocontrol o el dominio. ¿Cómo se explican las altas tasas?:

> El ser humano se alimenta para obtener combustible para las actividades que realiza en el día. Si le buscamos sentido, una persona enferma con una carga de 70 libras adicionales responderá a una exigencia de su cuerpo a tener disponible ese combustible, aunado a que el sobrante será transformado en grasa como forma de almacenar incrementando la carga y desencadenando un círculo vicioso muy difícil de quebrar sin los procedimientos bariátricos como la manga gástrica, bypass gástrico, metabólica o plicatura. (Rodríguez, 2017, párr. 8)

Con frecuencia se considera que la causa de la obesidad y el fracaso en los intentos por perder peso es una ingesta desorganizada o el poco dominio que los pacientes tienen. Pero esto no explica la causa real, solo estigmatiza a la persona obesa y le crea más ansiedad, depresión y baja autoestima; sin contar que los trastornos de alimentación como las adicciones a la comida, los comedores nocturnos y compulsivos, derivan frecuentemente de esos estigmas socialmente errados. Mi experiencia como médico y paciente me lleva a afirmar que la cirugía bariátrica puede ser la salida a esta enfermedad incapacitante, por lo que recomiendo a los afectados por la obesidad considerar la opción de practicársela, siempre y cuando sean correctamente evaluados y seguidos por profesionales.

Esta herramienta es excelente, presenta una tasa muy baja de complicaciones y mortalidad en manos expertas y brinda resultados maravillosos, aunque no podemos decir que es la solución a esta enfermedad. Cuando hablamos de una cura debemos realizar un trabajo en equipo multidisciplinario: cambiar hábitos, hacer ejercicio y llevar otro modelo de vida, siendo esta la verdadera clave para el éxito. La cirugía bariátrica puede ser la mejor oportunidad para modificar esos actos que son nocivos para tu salud, y ayudarte a alcanzar la nueva vida que deseas.

Esta decisión debes evaluarla con tu médico especialista. Asegúrate de que sea la persona idónea y cuente con la preparación y las capacidades que esta práctica requiere, así tendrás los mejores resultados posibles. Te recomiendo que bases tu decisión en criterios y no solo en tu voluntad de elegir aquello que es tendencia o está en promoción en ese momento. Es común que asistas a una consulta con una idea ya establecida del procedimiento que deseas basándote en la referencia de alguien cercano, pero ten cuenta que la elección nace del acuerdo entre lo que deseas, lo que te conviene y lo que tu cirujano bariátrico te recomienda.

INDICACIONES Y CONTRAINDICACIONES DE CIRUGÍA BARIÁTRICA

Indicaciones para cirugía bariátrica:

· Obesidad tipo 2 y 3.

· Pacientes con IMC mayor de 30 kg/m2 (Obesidad tipo 1) con o sin enfermedades susceptibles de mejoría con la pérdida de peso, incluyendo

diabetes, presión alta, hígado graso, dislipidemia, trastornos osteomusculares, etc., o con afectación psicosocial importante (aún en discusión).

· La edad recomendada oscila entre los 15 a los 70 años. Los casos de
cirugía en adolescentes deben tener mayor énfasis en el apoyo psicoe-
mocional. Habitualmente 18 a 65 años.

· Intentos previos de pérdida de peso.

Contraindicaciones para cirugía bariátrica:

· Enfermedad mental descompensada.

· Adicción no controlada a drogas o alcohol.

· Coagulopatía no tratada.

· Embarazo.

· Limitación en la comprensión del paciente de la necesidad de cambio
que exige la cirugía, implicaciones y de los riesgos.

ELIGE A TU CIRUJANO

"Algunos pacientes, aunque conscientes de que su condición es peligrosa, recuperan su salud simplemente por su satisfacción con la bondad del médico".

Hipócrates

Si ya consideras la posibilidad de optar por la opción de cirugía bariátrica, aprendiste, buscaste en Google la información sobre el tema y obtuviste los contactos telefónicos de varias personas que se han sometido a la cirugía, además, conociste historias exitosas, sigues mi cuenta y otras relacionadas con el tema en Instagram y te llegan anécdotas de familiares y amigos que tuvieron un éxito maravilloso al practicarla, es tiempo de buscar a tu cirujano.

No asumas como veraz la desinformación y los temores de otros que dice "como fulano se operó y está gordo otra vez, eso no funciona" o que auguran que algo saldrá mal; más bien, si has tomado una decisión, debes ocuparte por escoger muy bien al cirujano y al equipo con quien trabajarás, esto es tan importante como educarte antes y también habla de tu compromiso por cambiar tu estilo de vida.

Avanza en tu decisión y provéete de la información necesaria para saber a quién le otorgarás el privilegio de realizarte un procedimiento tan importante que transformará tu vida para siempre. Con esa finalidad te comparto algunas sugerencias para orientarte en la toma de tu decisión:

Primero, asegúrate de que sea miembro de la sociedad médica que representa a los especialistas del país en el que te realizarás la cirugía. Estas entidades agrupan a los cirujanos acreditados con ejercicio formal, establecidos y que poseen las cualidades para realizar las cirugías por su experiencia y formación. Esto es sumamente importante para hacer el procedimiento para la disminución de la ocurrencia de eventos no deseados y en caso de que ocurran sabrás que el personal está capacitado para identificar y tratar las complicaciones. En República Dominicana la entidad que se encarga de regular esta práctica es la Sociedad Dominicana de Cirugía Metabólica y Bariátrica (Sodocimeb) y en Estados Unidos es la American Society for Metabolic and Bariatric Surgery (ASMBS).

Ahora bien, no solo es importante la calidad, la preparación y el historial de éxito del cirujano que escogiste para realizar el procedimiento. Como segundo punto que debes considerar se encuentra el centro hospitalario en el que te realizarás el procedimiento, este debe tener las condiciones y las herramientas apropiadas para manejar la obesidad, en vista que los pacientes enfermos muchas veces ameritan otras herramientas de respaldo y cuidado. No recomendamos centros pequeños, periféricos, de poco apoyo tecnológico y que carezcan de personal humano capacitado.

Los programas bariátricos organizados poseen un equipo humano multidisciplinario, es decir, un grupo de especialistas que establecen el soporte desde la evaluación preoperatoria, dada la relación y afectación de los distintos órganos por el acumulo excesivo de grasa; también se encargan de la regulación, el control y la revisión de las enfermedades relacionadas hasta que no sea necesario el uso de medicación después de bajar de peso. Si tu cirujano le resta importancia a una buena preparación antes de tu cirugía y minimiza el seguimiento de tu salud después de esta, es recomendable buscar una segunda opinión. La obesidad es una enfermedad que afecta varios sistemas y órganos por lo que debe ser tratada en equipos que examinen tu salud mental, de cardiología, nutrición, grupo de apoyo, neumología, gastroenterología, endocrino, anestesia, etc.

En el próximo tema abordaremos detalles de la preparación que se requiere y las razones de por qué se practican tantos procedimientos antes de hacer la cirugía como los laboratorios, las imágenes y las visitas a otros especialistas. Si ves que son pocos requisitos, la premura o el profesional que elegiste le resta importancia a esta, te sugiero replantearte esa opción.

Por otra parte, los recursos pueden ser limitantes para practicar la cirugía, aunque es un factor complejo y debe tratarse con cuidado; tu elección nunca debe basarse en lo que sea lo económico. Lo que vas a destinar para restablecer tu salud, autoestima y bienestar integral es una inversión que vale cada esfuerzo, piensa en tu valor como persona y en cuánto estás dispuesto a invertir en ti mismo. Considera, además, el costo de permanecer en la obesidad, no solo respecto a los gastos en medicaciones y resolviendo las consecuencias de las enfermedades asociadas como la diabetes, la presión arterial alta y las consultas psicológicas, o las cirugías que amerites de rodillas, cardiacas, infartos, etc.; más bien, considera lo que representa el dolor, el sufrimiento y el malestar emocional que te genera tener ese peso.

Al pensar en lo más económico puedes poner en riesgo tu vida. Piensa que los costos de grapas y materiales originales, equipos y tecnologías son sumamente elevados, sin contemplar los gastos de internamiento, anestesia, ayudantes, seguimientos y honorarios de los cirujanos, cuando adicionas todo esto ves que el valor siempre es alto porque se busca no comprometer la calidad de lo que los pacientes merecen recibir.

Si vives en el país en el que te realizarás la cirugía, te recomiendo acudir a consultas presenciales, estas son imprescindibles, puedes aprender más y conocer mejor hacia dónde vas, comprendes cuáles son los riesgos del procedimiento y puedes tomar una mejor decisión respecto al cirujano que quieres que te acompañe. República Dominicana es uno de los mejores destinos médicos de América por los beneficios que le brinda su localización, tener vuelos directos a casi todas partes, su calidad en los servicios de salud de vanguardia, por poseer últimas tecnologías y porque el monto de inversión requerida por el paciente es mucho menor que en países como Estados Unidos, Canadá, de Centroamérica, Europa y las islas del Caribe. Si resides en el extranjero y optas por el turismo de salud en República Dominicana amerita que te realices evaluaciones vía remota y consultas virtuales, asegúrate previamente de que tu cirujano pertenezca a los organismos regulatorios nacionales.

El mejor consejo que te puedo dar es que inicies tu sueño, persigas tus metas establecidas y realices los esfuerzos necesarios para lograrlo. Atrévete a invertir en ti, en lo que mereces y sea necesario, visita, entrevístate con cirujanos hasta que sientas confianza y serenidad en tu corazón y con la persona que vas a trabajar. Esto último es muy importante, si no te da paz visita al siguiente cirujano hasta que tus pensamientos positivos te lleven a vivir tus resultados exitosos. Recibe el entusiasmo de que cuando encuentres a la persona indicada te guiará, con amor y pasión a ti y a su profesión, a tu vida libre de obesidad.

TODO UN EQUIPO PARA AYUDARTE

 Puedes diseñar y crear, y construir el lugar más maravilloso del mundo, pero se necesita gente para hacer el sueño realidad".

Walt Disney

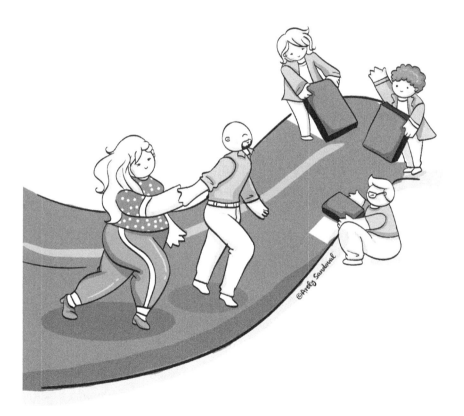

Todo servicio de cirugía de obesidad debe contar con un equipo multidisciplinario de soporte, en el que varios especialistas traten los diferentes aspectos
desencadenantes e influyentes de la obesidad. Está conformado por el cirujano
que realiza la intervención, mi rol en la práctica médica y todo un equipo

de profesionales que sueñan con tanta pasión y anhelo verte feliz y sin la enfermedad. Cada uno de esos especialistas tiene un papel importantísimo, recuerda que existen decenas de razones por las que comenzaste a ganar peso: situaciones emocionales, mentales, de tu pasado, familiares, factores genéticos, ambientales, endocrinológicos, por ciertos medicamentos, desbalances hormonales y malos hábitos. Además, tenemos múltiples armas para enfrentar la condición, cada profesional respalda tu proyecto con amor y, en el mejor de los casos, hasta que logres vencer tu obesidad.

Las sociedades naciones e internacionales recomiendan que el manejo de la cirugía lo realice un equipo multidisciplinario que realice evaluaciones previas a la operación. Estas son iniciadas usualmente por el cirujano bariátrico y también pueden ser solicitadas por cualquier tratante que entiende lo beneficioso que será para ti el procedimiento, quienes te recomendarán las mejores opciones de tratamiento para ti, te hablarán de los beneficios, así como los riesgos y las claves para alcanzar el éxito.

La nutrición apoya tu proceso con un plan de alimentación temprano y programado antes y después de la operación. La endocrinología regula las enfermedades metabólicas presentes hasta que estas mejoren, sean controladas y sanen con el acompañamiento de un experto en el área. Estas te dan soporte en las suplementaciones requeridas, la regulación de la medicación de las enfermedades previas y el apoyo con medicamentos en caso deban empujar tu pérdida de peso. Estos aliados te enseñan a comer distinto y a ver la alimentación como una puerta a una vida saludable.

El especialista en cardiología evalúa tu condición cardiovascular y puede que determine la necesidad de respaldar tu situación con otras pruebas más específicas como la prueba de esfuerzo, un ecocardiograma, mapa o holter, entre otras. Su aporte más importante es establecer el riesgo quirúrgico de algún evento indeseado que afecte el funcionamiento de tu corazón. De la evaluación respiratoria se encarga el departamento de Neumología, estos profesionales te realizan una espirometría y te dan recomendaciones óptimas para tu sistema respiratorio, con un especial cuidado por aquellos pacientes fumadores, asmáticos, con restricción respiratoria del obeso y apnea del sueño.

Asimismo, el equilibrio emocional y la salud mental es imprescindible para enfrentarse a una intervención quirúrgica que significará un antes y después en tu vida, por eso se requiere el acompañamiento de la psiquiatría o de la psicología. Los profesionales encargados son el soporte para integrar tus nuevas responsabilidades con excelencia, respaldar las decisiones nuevas de tu vida, y equilibrar las posibles modificaciones que tendrá tu conducta para obtener los resultados deseados. Te enfrentarás a nuevos retos, muchas interrogantes y a la toma de decisiones; junto con los psiquiatras y los psicólogos podrás ver las oportunidades, aportes y el crecimiento que implica enfocarse hacia donde tu corazón y tu conciencia realmente quieren llevarte, con sabiduría y conocimiento pleno de que lograrás tener una vida distinta, mejor y llena de cambios. También te apoyarán con terapias complementarias de bioneuroemoción, biodescodificación, presencia y conciencia plena. Ellos son el soporte apropiado para encontrar el origen de tu obesidad, así como para sanar y recibir la paz que se pierde con esta condición.

La gastroenterología participa con la realización de endoscopias previas a la cirugía para conocer el estado actual de tu aparato digestivo, en especial el estómago, para evaluar la presencia de reflujo gástrico, gastritis, úlceras, hernia hiatal y la bacteria *Helicobacter pylori*. Como intervencionistas son soporte y participan con el bariátrico en la colocación de balones, retiros y apoyo para el manejo de las posibles complicaciones.

Durante la cirugía y las primeras 48 horas el anestesiólogo también juega un papel importante. Este profesional te explica el tipo de anestesia que te colocarán, los riesgos y los beneficios; además, realiza un examen físico en una visita previa a la intervención y se involucra durante el procedimiento para dormir al paciente, con la finalidad de que este no sienta dolor y despierte de la cirugía en el mejor estado posible.

Incorporar el *coaching* como una herramienta básica para orientarte en el cambio de hábitos, permite que te sientas equilibrado y puedas acceder a las maneras de ser para acabar con la obesidad. Esto marca una importante diferencia, este nuevo recurso permite que nuestros pacientes disfrutan más de su proceso, experimentan mayor seguridad y sus hábitos son creados, establecidos y se mantienen por más tiempo, es decir, obtienen excelentes resultados y profesionales por parte de mi equipo.

Además del acompañamiento del *coach*, adquieres conocimientos que te ayudan a gestionar tus pensamientos, emociones, autolenguaje y cómo te hablas a ti mismo. Utilizamos preguntas que te aporten, que te lleven a cuestionarte a ti mismo y te hagan mover de ese espacio en el que estás, lo cual potencializa la oportunidad de transformarte en esa persona que es capaz de cumplir sus sueños y dejar la obesidad atrás. El psicólogo humanista Carls Roger decía que "el ser humano tiene una tendencia innata a mejorarse tanto física como emocionalmente. Y el *health coaching* es la herramienta perfecta para conseguir el equilibrio cuerpo-mente-emoción".

Sabes que en la balanza que describimos al hablar del origen de la obesidad una parte importante que debes tener en cuenta para perder peso es incrementar tus necesidades o gastos de energía, el cual puedes conseguir con entrenamientos físico. Por eso, es imprescindible que te apoyes con profesionales que te muestren cómo hacerlo. Un entrenador físico personal puede orientarte y dirigir tu proceso de aprendizaje de cómo hacer correctamente el ejercicio, así evitas lesiones, obtienes el mayor potencial de cada jornada de trabajo, aumentas la masa muscular y potencias la pérdida de grasa.

ALISTANDO TU VIAJE

 Cuando la oportunidad se encuentra con la preparación, la saluda con los brazos abiertos y ambos dicen al unísono: ¡hagamos esto!".

Sanjo Jendayi

La forma más eficiente y exacta para que nuestra cirugía sea exitosa desde el inicio es educarnos, como lo haces con esta lectura; lo segundo es visitar personalmente a tu cirujano para intercambiar ideas y aclarar tus dudas; y lo tercero que debes hacer es prepararte y ser consciente de la importancia del procedimiento.

En la consulta de evaluación en la que se realiza un historial clínico completo, se espera recibir las explicaciones de los beneficios de la cirugía, el nivel de compromiso que esta requiere, en quién tienes que transformarte para cumplir la meta de vivir saludable y sin obesidad y los eventos inesperados que pueden ocurrir. Además, esta nos debe permitir conocer la importancia de hacer cambios en el estilo de vida; hacer un seguimiento interdisciplinario para lograr los mayores beneficios; y realizar un examen físico para medir la estatura, el peso y calcular el IMC para determinar la complejidad del caso. En algunas ocasiones también se mide la circunferencia abdominal y los signos vitales, con lo cual se completa la evaluación habitual del paciente.

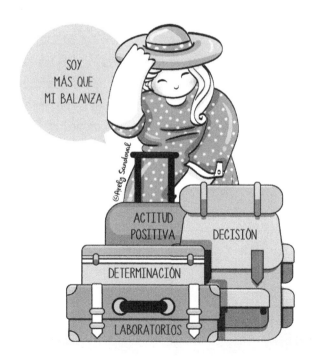

Dependiendo cada caso se requerirán laboratorios y estudios que apoyarán el diagnóstico de la obesidad, para tener pleno conocimiento de la situación real y actual del paciente desde el punto de vista de salud. Esto es importante dado que existe una íntima relación entre la obesidad y otras enfermedades que aparecen por la acumulación de grasa en el cuerpo como la diabetes, la presión arterial alta, la elevación de las grasas en sangre, el colesterol y los triglicéridos, la apnea del sueño, el hígado graso, la depresión, el cáncer, los problemas de articulaciones, entre otras 200 enfermedades que son ocasionadas por el sobrepeso. Estas condiciones pueden aparecer en cualquier momento, al no tener certeza sobre si se manifestarán o no y en qué momento lo harán se precisa tener el mayor conocimiento del estado de salud de los pacientes.

En algunos países, entre ellos Estados Unidos y República Dominicana, existen protocolos para preparar a los pacientes, y se han elaborado recomendaciones con base en las guías de las sociedades especializadas para la cirugía de obesidad. A continuación, te comparto algunas para que al conocerlas puedas utilizarlas para tu bienestar.

Son necesarias numerosas pruebas de laboratorios como las siguientes: hemograma, química sanguínea, medición de proteínas, perfil de lípidos, orina, coprológico, pruebas metabólicas para la tiroides, cortisol y diabetes. Además, se pueden realizar pruebas especiales para pronosticar una posible remisión a otros especialistas para mejorar estas condiciones.

LABORATORIOS BÁSICOS RECOMENDADOS

1. Hemograma	15. Cualitativa (mujeres)
2. Glicemia	16. Hemoglobina glicosilada
3. Urea	17. Insulina
4. Creatinina	18. Péptido-C (diabéticos)
5. AST y ALT	19. Cortisol a.m. y p.m.
6. TP y TPT	20. Vitamina B12
7. Tipificar	21. Ácido Fólico
8. Uroanálisis	22. Vitamina D
9. Coprológico	23. Ferritina
10. Perfil Lípidos	24. Hierro en suero
11. Proteínas Totales	25. Ácido úrico
12. Electrolitos y minerales: Na, K, Cl, Ca, Mg, P, Cu (no indispensable)	26. Proteína C reactiva
	27. Pruebas virales
13. TSH	28. Otra que sea necesaria según la historia personal e individual de los pacientes.
14. T3 y T4 libre	

A través de los estudios complementarios de imágenes, rayos X y otros procedimientos podemos ver, calcular y plasmar evidencias o hallazgos que respalden el historial personal de los pacientes. Asimismo, estos se realizan con el propósito de conocer cuáles son las causas de la obesidad y de los síntomas referentes a lo descrito en nuestra relación de confianza y conversación médico-paciente.

ESTUDIOS DE IMÁGENES Y PROCEDIMIENTOS ANTES DE CIRUGÍA BARIÁTRICA

1. Radiografía de tórax P.A.

2. Endoscopia digestiva alta mandatoria.

3. Ecosonografía abdominal, pélvica (mujeres), tiroidea.

4. Serie esófago-gástrica contrastada. (Casos sospecha de enfermedad por reflujo gastroesofágica, no mandatoria, pero sí altamente recomendada).

5. EKG y ecocardiograma.

6. Espirometría.

7. Otro análisis necesario para tener conocimiento profundo del estado de salud de nuestros pacientes.

En cuanto a los estudios de rutina, es mejor conocer a los pacientes en persona para tener más información. Además, se realiza una endoscopia digestiva alta, una radiografía de tórax, una espirometría (prueba de función pulmonar), una sonografía abdominal, tiroidea y pélvica (principalmente en la mujer). Con esto se descartan otras enfermedades que guardan relación con la obesidad y se determina la posibilidad de resolverlas en la cirugía bariátrica, como sucede con los cálculos biliares, los quistes ováricos, entre otros.

Apoyarnos como especialistas con más información, conocerte, evaluar el impacto de la obesidad en ti con estos laboratorios y estudios, nos garantiza la realización cirugía y una evolución segura. También esto nos permite controlar las condiciones médicas que encontramos y controlarlas, reducir significativamente la posibilidad de que ocurran eventos inesperados hasta llegar a puerto seguro.

CONOCE TUS POSIBILIDADES

"Dos caminos se bifurcaban en un bosque, y yo tomé el menos transitado. Eso ha hecho toda la diferencia".

Robert Frost.

Las cirugías bariátricas, de pérdida de peso o de obesidad engloban todas las opciones quirúrgicas para manejar la condición. La elección del tipo de cirugía depende de la combinación del IMC del paciente, sus hábitos, su relación con la comida, el manejo de la ansiedad, sus adicciones, las preferencias de alimentos, las enfermedades asociadas, las recomendaciones del cirujano y tu voluntad.

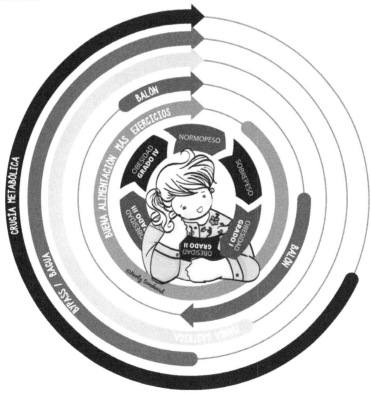

Un buen ejercicio que puedes hacer al finalizar esta parte del libro es identificar cuáles son las mejores posibilidades para tu caso al observar los detalles que te llevaron a desarrollar la obesidad, lo que te mantiene en con sobrepeso y las causas generales de la enfermedad. Después de informarte puedes tomar una decisión, procura que sea acertada, y consulta con tu especialista o cirujano bariátrico certificado qué es lo que más te beneficia, incluso considera la posibilidad de tomar otras vías.

He dividido los procedimientos en varias categorías, de una manera clara y comprensible, quiero brindarte la mayor cantidad información sobre el tema para que te vuelvas un experto en él, así tomarás el camino correcto. Recuerda que nos referimos a los procedimientos que en la actualidad son aceptados por la IFSO, y que hemos excluimos variantes en estudio y técnicas experimentales.

La primera clasificación es por el abordaje, entendiéndolo como la vía por la cual se realiza la cirugía o invasión para ejecutar el procedimiento. Anteriormente y para casos muy reservados se utilizaba la forma "abierto" o por laparotomía, que luego fue reemplazada por la laparoscopia. Cuando se inició este proceso la tasa de complicaciones era muy elevada, los pacientes presentaban complicaciones por heridas, infecciones y problemas de cicatrización; a ello se sumaba la pobre visualización y los equipos de suturas mecánicas iniciales que no ofrecían la seguridad de hoy, produciendo una alta incidencia de eventos inesperados y mortalidad. Por esto, en la actualidad de esta forma se realizan menos del 0.5 % de las intervenciones de obesidad.

Los procedimientos no invasivos y de mínima invasión son los que actualmente lideran los abordajes en el 99% de los casos. Con la aparición de laparoscopia se comenzaron a realizar cirugías seguras, estas no causaban problemas de agresión y trauma al paciente ni cascadas inflamatorias; además, se contó con una mejor visualización de los órganos al aumentar la imagen 10 veces su tamaño, lo que se tradujo en una disminución significativa en las probabilidades de ocurrencia de complicaciones y se redujo la muerte en la misma proporción de 1-3 personas por cada mil que eligen estas opciones con una frecuencia estadística similar a una cirugía de vesícula y cadera en centros especializados. Estos se caracterizan por manejar los instrumentos y las cámaras por heridas en la pared abdominal que van desde 2.5 a 5 mm, otras van de 10mm y una de 15mm, por el cual se introducen los dispositivos de engrapados y cortes de los órganos.

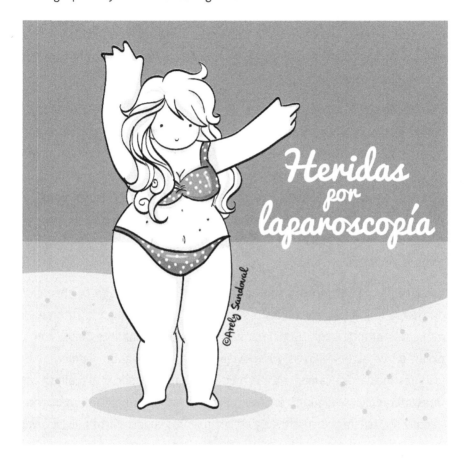

En cuanto a los procedimientos con mínima invasión, hoy se realiza prácticamente cualquier tipo de cirugía que anteriormente requería internamientos de semanas. Se cambió la forma como se realizaban para disminuir el dolor intenso, la pérdida de tiempo y de trabajo por incapacidad médica prolongada que redujo entre 24-48 horas de molestias, con la presencia de un dolor mínimo o inexistente y brindado la posibilidad de incorporarse en menos de 10 días a las funciones laborales. Actualmente, la vía laparoscópica es considerada la vía de elección o estándar de oro para la bariátrica.

También nos encontramos con procedimientos endoscópicos, en los cuales se utiliza como vía los orificios naturales como la boca, por la que se introduce una cámara que permite visualizar el interior del estómago, llamado endoscopio. A través de este se pueden ver las características del estómago, y colocar dispositivos que ocupen espacio y excluyen el paso de los alimentos; o incluso reducir el tamaño del estómago, aunque este procedimiento aún se encuentra en etapa experimental y se evidencia que tiene pobre beneficio a largo plazo para el paciente.

De acuerdo con el mecanismo de acción por el cual se lograría la pérdida de peso, estos se clasifican en restrictivos, malabsortivos y mixtos. Los procedimientos restrictivos limitan la cantidad de alimentos que se pueden ingerir en un episodio, en este grupo encontramos: el balón gástrico; la plicatura gástrica; banda ajustable que pronto dejará de usarse en su totalidad; el B-Clamp que se encuentra en un nivel experimental; y la manga gástrica, la cirugía que más se realiza en la actualidad, y que ha desplazado al *bypass* como la principal.

Las cirugías malabsortivas son aquellas que solo modifican la absorción de ciertos nutrientes, minerales o sustancias, estas cambian la ruta de los alimentos al alterar quirúrgicamente la posición de los intestinos, con la exclusión de algunas áreas y removiendo o reposicionando segmentos de los intestinos. Prácticamente estas han ido desapareciendo y se realizan con fines metabólicos, algunas están en experimentación hasta el momento, aunque hoy tenemos dispositivos y procedimientos endoscópicos que excluyen la absorción y el paso de los alimentos por las primeras porciones de los intestinos. En este grupo se encuentran la interposición ileoyeyunal, con la cual se cambia la parte final del intestino a un segmento medio.

Las cirugías mixtas o combinadas recientemente se consideraron las más importantes, la derivación gástrica con Y de Roux" o popularmente llamada *bypass* gástrico, que hasta hace pocos años fue la cirugía más realizada a nivel mundial en muchos países. Las que combinan la restricción con mala absorción a largo plazo pueden tener más beneficios en el control sobre las enfermedades relacionadas, metabólicas y el control a largo plazo del peso. En esta categoría también se encuentra el *bypass* de una anastomosis (BAGUA); el mini *bypass*; la derivación biliopancreática que se reserva para obesidad extrema, con la consecuencia de problemas serios nutricionales a largo plazo; y la derivación duodenal con manga (DGB-*sleeve*) que tiene buenos resultados para el control de la diabetes tipo 2 (cirugía metabólica).

Según el reporte del registro global de la IFSO, publicado en el año 2019, las cirugías más comunes que se realizan a nivel mundial tuvieron la siguiente distribución:

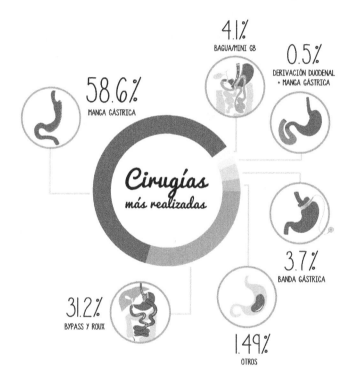

Fuente: Registro mundial de la IFSO. 2015-2018

Ahora hablaremos de algunos conceptos básicos sobre los órganos del aparato digestivo para entender cómo influyen los procedimientos para la obesidad y las enfermedades metabólicas.

El aparato digestivo está formado principalmente por la boca, donde inicia el proceso con la masticación y la trituración de los alimentos, estos se mezclan con la saliva que posee una de las principales sustancias que ayudan al procesamiento de los carbohidratos. El alimento triturado baja por el esófago, un tubo muscular que lleva el alimento hasta el estómago, donde inician las opciones para la realización de las cirugías o procedimientos.

El estómago es un saco muscular cuya función es producir ácidos y otras sustancias, además de triturar y mezclar el llamado bolo alimenticio para, posteriormente, pasarlo hacia el duodeno (que es la primera porción del intestino). Otra característica del estómago es que, en su parte superior, llamada fondo, se produce la grelina, esta sustancia se eleva cuando estamos en ayunas y le envía una señal al cerebro que este decodifica como deseos de comer y apetito; una vez que nuestro estómago se llena, la distensión de las paredes envía un aviso de que estamos satisfechos y dejamos de comer, mensaje que no se produce de manera inmediata. De allí la importancia de comer despacio para que a nuestro organismo le permitamos el tiempo interpretar que no necesitamos seguir comiendo.

Cuando el alimento llega al duodeno se estimula en el páncreas la producción de algunas sustancias relacionadas con el control de la glucemia, en él también desembocan unos conductos importantes para la digestión: el primero de ellos es el que vierte la bilis, popularmente conocida como "hiel", que mezclada con el bolo alimenticio permite que las grasas se dividan en partículas que pueden absorberse en el intestino delgado; el otro contenido son las enzimas pancreáticas que favorecen un efecto similar sobre las grasas y los carbohidratos. Además, cuando los alimentos llegan al intestino, antes de ser transformados en combustibles, se estimula la secreción de sustancias para regularizar el metabolismo como la insulina (producida por el páncreas), el glucagón, el péptido YY, la GLP-1 y las incretinas, todas estas sustancias –al subir y disminuir– interactúan con el control del azúcar en la sangre, el colesterol, los triglicéridos y los nutrientes, y estimulan los receptores en el cerebro que refieren hambre, saciedad, requerimientos de cantidades, entre otras funciones.

A nivel intestinal se encuentra la microbiota que es el conjunto de bacterias, hongos y microorganismos "buenos" que habitan en esta sección y apoyan la transformación de los alimentos hasta que puedan ser aprovechados como nutrientes. La alteración de la microbiota podría desencadenar la obesidad, la dificultad y la reganancia de peso, actualmente se relaciona con afecciones cerebrales como el desarrollo del Alzheimer y el trastorno del espectro autista.

Este es el verdadero beneficio de las cirugías bariátricas: más que limitar espacios y reducir cantidades; este procedimiento modifica los estímulos y los bloqueos de las distintas hormonas, enzimas e incretinas para brindar buenos resultados en el control de la glucosa, el apetito, la saciedad, en todos los niveles, etc.

El impacto principal a través de la pérdida de peso y la modificación en la relación de los nutrientes en cuanto a la absorción, cambio de la flora intestinal no solo es que estamos venciendo la obesidad, sino también las enfermedades, hasta el punto de curar muchas de ellas o al menos detener los avances y colocar en reposo por años en que pueda nuevamente mani-festarse más aún si se mantienen los hábitos nuevos y los cambios de vida que elegiste para ti.

¿CÓMO MEJORAN O DESAPARECEN MIS ENFERMEDADES CUANDO PIERDO PESO?

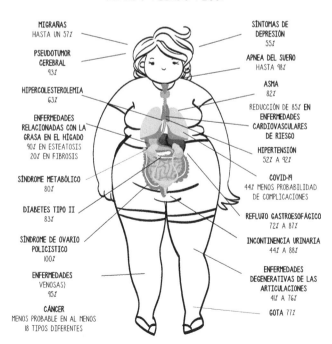

MIGRAÑAS
HASTA UN 57%

PSEUDOTUMOR CEREBRAL
93%

HIPERCOLESTEROLEMIA
63%

ENFERMEDADES RELACIONADAS CON LA GRASA EN EL HÍGADO
90% EN ESTEATOSIS
20% EN FIBROSIS

SÍNDROME METABÓLICO
80%

DIABETES TIPO II
83%

SÍNDROME DE OVARIO POLICÍSTICO
100%

ENFERMEDADES VENOSAS)
95%

CÁNCER
MENOS PROBABLE EN AL MENOS 18 TIPOS DIFERENTES

SÍNTOMAS DE DEPRESIÓN
55%

APNEA DEL SUEÑO
HASTA 98%

ASMA
82%

REDUCCIÓN DE 85% EN ENFERMEDADES CARDIOVASCULARES DE RIESGO

HIPERTENSIÓN
52% A 92%

COVID-19
44% MENOS PROBABILIDAD DE COMPLICACIONES

REFLUJO GASTROESOFÁGICO
72% A 87%

INCONTINENCIA URINARIA
44% A 88%

ENFERMEDADES DEGENERATIVAS DE LAS ARTICULACIONES
41% A 76%

GOTA 77%

Ahora tienes una mayor comprensión de las opciones que tienes. El siguiente paso es conocer las clasificaciones y explicaciones de los tipos que se utilizan comúnmente, identifica cuál de estas opciones te llama más la atención y marca el inicio de una nueva etapa en tu vida. ¡Te doy la bienvenida a soñar!

PROCEDIMIENTOS RESTRICTIVOS

Balón gástrico

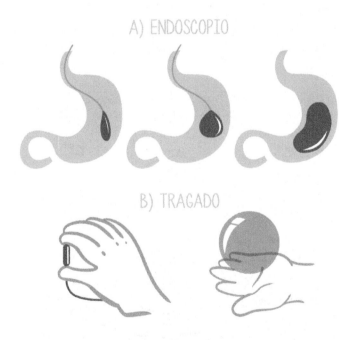

A) ENDOSCOPIO

B) TRAGADO

Se trata de un dispositivo que en su mayoría es de silicona, las nuevas generaciones utilizan materiales biológicos degradables, el cual se diseñó con el objetivo de ocupar espacio dentro del estómago. Es un globo que te ayudará a estar "lleno" al reducir el espacio disponible, siempre que el balón esté inflado dentro. Actualmente, puede colocarse con una duración máxima de 12 meses según la marca y el modelo utilizado.

Es ideal para aquellos pacientes que tienen un grado de obesidad tan elevado que la cirugía implica un riesgo para ellos, por ejemplo, las personas que tienen un IMC mayor que 55-65. También es útil para los pacientes con sobrepeso y con obesidad tipo 1, siempre que su relación con la alimentación se base en la cantidad, y tenga pobre efecto sobre la calidad. Si comes mucho en cada oportunidad esta puede ser la opción apropiada para tu caso.

Esta dejó de usarse por mucho tiempo por la alta tasa de reganancia de peso, el fracaso a largo plazo para mantener el peso y debido a que el estómago tenía mayor capacidad al retirar el balón. Además, los errores en la elección y el seguimiento de los médicos, que no estaban especializados en el manejo de la obesidad, provocaron que la población perdiera la credibilidad en este procedimiento. Con las nuevas mejoras realizadas a los dispositivos en cuanto a la duración (que aumentó de 6 a 12 meses), la posibilidad de ajustarse y los nuevos modelos que no ameritan endoscopias, sino que pueden ser tragables y reabsorbidos espontáneamente al desintegrarse en las paredes del estómago en aproximadamente 16 semanas, nos ofrecen una nueva herramienta de lucha contra la obesidad, siempre que se el criterio de elección del candidato sea acertado.

La ventaja de esta opción es que es menos riesgosa, aunque se pueden presentar complicaciones como perforaciones, obstrucciones, reflujo y obstrucción respiratoria. La colocación puede durar entre 15-30 minutos y es totalmente ambulatoria, requiere un reposo relativo de 2-5 días. Los primeros días puede generar náuseas y vómitos intensos, dolor o espasmos gástricos, deshidratación y la desesperación del paciente que desea que sea retirado, pero estas molestias no deben durar más de 72 horas.

La tendencia actual es lograr que el procedimiento sea lo menos invasivo posible, por eso existen nuevas opciones que consisten en tragar una píldora que se disuelve en parte de la membrana hasta absorberse, liberando el contenido en el estómago que se expulsa sin la necesidad de ser extraído como los otros; y tampoco requiere de una endoscopia para aplicarse, con el nombre comercial del balón Elipse.

Si escoges el balón debes asumir un compromiso contigo mismo, este requiere un cambio completamente diferente, llevar una buena alimentación y ejercitarte, es imprescindible. Antes de optar por este procedimiento pregúntate: ¿en 6 meses o 1 año voy a cambiar y a vivir diferente? Si dudas del compromiso y entrega que implica es posible que esta no sea la herramienta que necesitas.

Plicatura gástrica

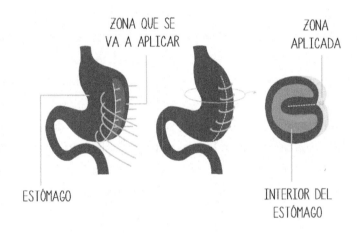

ZONA QUE SE
VA A APLICAR

ZONA
APLICADA

ESTÓMAGO

INTERIOR DEL
ESTÓMAGO

La plicatura consiste en envolver el estómago en sí mismo, el cual se sutura por dentro formando un pliegue hacia su propio interior o invaginándose. Este procedimiento muestra resultados a largo plazo poco favorables para mantenerse en la pérdida de peso, muchos pacientes no llegan a vencer el exceso de peso. Este busca reducir el tamaño del estómago al doblar el borde lateral del estómago hacia dentro, en forma de "tachón", así disminuye el volumen gástrico.

Permite perder peso por la restricción de los alimentos entre un 20 y 25% del peso, aunque a largo plazo, las plicaturas –tanto laparoscópicas como endoscópicas (mal llamada manga o sleeve endoscópico, como estrategia comercial) – parecen ser desfavorables, por lo que su realización ha perdido espacio progresivamente. A pesar de que el estómago retoma su posición y aumenta de tamaño con el tiempo, este procedimiento tiene la ventaja de que reduce con conservación el estómago, es menos costosa, presenta menores posibilidades de riesgo, y se pueden hacer revisiones o conversiones en casos de fracasos.

La duración de esta cirugía es de 1 a 2 horas, y requiere 24 horas de internamiento aproximadamente. El reposo recomendado es de 7 a 21 días.

Banda gástrica ajustable

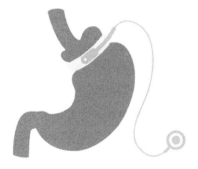

BANDA GÁSTRICA SE COLOCA EN LA PARTE SUPERIOR DEL ESTOMAGO PARA HACER UNA ESPECIE DE RELOJ DE ARENA

La banda gástrica es un dispositivo de material sintético que, a través de un sistema de válvulas en un puerto debajo de la piel del abdomen y un dispositivo en cinturón que envuelve el estómago proximal y superior, permitiendo ajustarse al llenar o vaciar la misma. La cintura que formamos aprieta o afloja para restringir el paso del alimento en el espacio que se forma antes de la banda hacia el resto del órgano, es decir, creamos un "reloj de arena".

La banda gástrica cobró mucha popularidad en sus inicios por ser un procedimiento con poco impacto nutricional, en deficiencias de proteínas, vitaminas o minerales; la baja tasa de complicaciones agudas; al reducir los sangrados, las fugas y los trombos; y por el poco tiempo de realización de la cirugía. Así, las campañas comerciales de las grandes casas posicionaron la banda en un lugar privilegiado, hasta el punto en que llegó a ser uno de los procedimientos más realizados. Inicialmente, se colocó y distribuyó en Europa y en

Latinoamérica y a largo plazo se conocieron los siguientes resultados: alta tasa de disconfort, reflujo, migración, infecciones, deslizamientos, erosiones y no cumplía el objetivo de la pérdida de peso sostenible.

En los Estados Unidos aún se utiliza la banda gástrica por su aprobación tardía que fue posterior a las otras regiones del mundo por la FDA, aunque actualmente está prácticamente en desuso, según lo indican los últimos registros.

Esta es la principal causa de revisiones y conversiones, es decir, de retiro y construcción de otro tipo de cirugía bariátrica, comúnmente a *sleeve* o *bypass*; bien sea por elección del paciente que no se siente cómodo con la idea de tener un cuerpo extraño en él, o por situaciones como erosiones, reflujo, malestar y la reganancia de peso.

Se instala entre unos 30-60 minutos, comúnmente se hacía de forma ambulatoria o con 24 horas de internamiento. Necesita ajustes de llenado o vaciado regularmente y se debe llevar un seguimiento estricto para mejorar la posibilidad de funcionamiento. El reposo recomendado es de 7-21 días. Finalmente, cabe mencionar que en Europa y en Latinoamérica prácticamente no se usa este procedimiento.

Manga gástrica

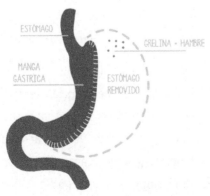

MANGA GÁSTRICA O GASTRIC SLEEVE:
SE ELIMINA Y EXTRAE EL 70% DEL ESTÓMAGO Y LA
PORCIÓN SUPERIOR PRODUCE LA GRELINA, SUSTANCIA
RELACIONADA AL HAMBRE

En inglés se le conoce a esta cirugía como sleeve gastrectomy, el término médico correcto en el español es gastrectomía tubular (gastro = estómago, y ectomía = extraer) o vertical en manga. Es la cirugía que más se realiza a nivel mundial y desplazó al bypass gástrico como el estándar de oro de las operaciones bariátricas. Inicialmente, se realizaba como primera etapa para otro tipo de cirugía que también combinaba la exclusión del paso de alimentos por la primera porción del intestino (duodeno), pero cuando se evidenció que permitía la pérdida sostenida de peso se planteó considerarla aislada de esos procedimientos.

El estómago es un saco muscular que se ensancha poco a poco porque las cantidades exageradas de alimentos fuerzan sus paredes y aumenta su capacidad por encima de la necesaria, esto sucede ya sea por desconocimiento, costumbres familiares, ansiedad o gula. Por eso, es importante comer las porciones justas y tomarte un tiempo prudente para realizar el proceso de la alimentación, recuerda que cuando el estómago se encuentra vacío la grelina, producida en la parte superior izquierda, se eleva junto con otras sustancias que intervienen en la cantidad y la saciedad para equilibrarse y le envía al cerebro la señal de que tenemos "hambre".

La manga gástrica consiste en reducir el estómago eliminando la porción lateral e izquierda de este, la cual se secciona y se cierra con dispositivos de engrapados mecánicos, para luego extraer entre un 65 % y un 80% de este según la necesidad de cada caso. Con la gastrectomía obtenemos dos importantes ayudas para que los pacientes logren bajar de peso, pues se reduce el espacio y se elimina la porción que nos genera el deseo de comer, reduciéndolo por varios años.

Como ventaja permite que el tránsito del alimento sea lo más normal posible, por lo que habrá menos déficit nutricional comparado con otras cirugías; pero presenta la desventaja de que aumenta la posibilidad o empeora el RGE en algunos pacientes. Este procedimiento tiene una duración entre 45 a 90 minutos y amerita 24-48h de internamiento, con un reposo de 10-30 días.

PROCEDIMIENTOS MIXTOS

Bypass gástrico

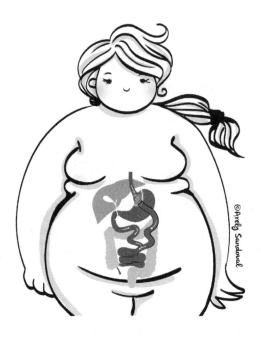

La cirugía de derivación gástrica o *bypass*, como la conocemos comúnmente, representó el inicio de la era moderna de la cirugía de pérdida de peso, entendida esta como una opción para la enfermedad, principalmente, cuando se empezó a realizar por mínima invasión o mediante la técnica quirúrgica laparoscópica, reduciendo la posibilidad de complicaciones y eventos indeseados que padecen los obesos ante cualquier procedimiento. De hecho, actualmente se confunde el término *bariátrica* refiriéndose a esta opción, puesto que son muy pocos los que saben que realmente hace alusión a todo tipo de procedimiento para perder peso como lo explicamos arriba.

Esta intervención quirúrgica consiste en la creación de un reservorio o *pouch* gástrico, dividiendo la porción superior del estómago del resto, quedando así reducida su capacidad y posibilitando la pérdida de peso. De esa manera, en los intestinos se lleva a cabo una desviación del paso de los alimentos: se secciona a nivel de yeyuno (porción proximal del intestino delgado, luego del duodeno), y el intestino distal se conecta con el reservorio previamente creado en el estómago. El segmento de yeyuno se conecta más adelante, formándose una figura en Y, de ahí el nombre de *bypass* gástrico en Y de Roux. Es posible perder peso, dado que, al excluir el paso de los alimentos por una extensión de la superficie por donde transitan los nutrientes, tendremos menor proporción de absorción, con predominio del componente malabsortivo.

El *bypass* se realiza entre 90 y 120 minutos, y amerita 48 horas de internamiento, con un reposo entre 15 y 30 días. Cabe destacar que aún en muchos países sigue siendo el procedimiento más realizado, aunque en los últimos años fue desplazado por la manga gástrica, pasando a ocupar el segundo lugar en cirugía más practicada, luego de ser la primera por más de 20 años.

Por su parte, las cirugías de componentes malabsortivos poseen mejores resultados en relación con el control de las enfermedades metabólicas como, por ejemplo, la diabetes, trastornos de los lípidos en sangre, hígado graso, al agregarle las modificaciones en la posición de los intestinos y la ruta de los alimentos. Por otra parte, al llegar con mayor prontitud a las porciones terminales del intestino delgado, llamado íleon, provoca y estimula la liberación de sustancias llamadas incretinas, glucagón, péptido YY, entre otras; las cuales intervienen directamente en la regulación de glucosa o azúcar en la sangre. Así pues, esta puede ser la opción de elección en una reintervención por reganancia de peso o por reflujo.

No obstante, la desventaja de este procedimiento descansa en la deficiencia nutricional permanente generada en cuanto a la absorción de ciertas vitaminas como la B12, ocasionando anemias en caso de que dicha falta de nutrientes no sea suplementada, y alteración de algunos minerales como el calcio, además de mayor incidencia de otras complicaciones como hernias internas.

BAGUA. Bypass de una sola anastomosis

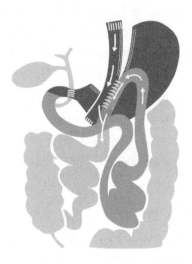

Una anastomosis es la conexión o unión quirúrgica a través de sutura de un órgano o segmento con otro. El BAGUA consiste en realizar un reservorio gástrico tubular más largo que el bypass tradicional. Para ello, se separa el estómago, y se continúa dando paso a los alimentos al realizar una sola anastomosis entre ese nuevo tubo estomacal y un segmento de intestino más distal. Esto último quiere decir que el alimento prosigue su curso desde el reservorio y continúa adelantándolo en el intestino, excluyéndose el paso por las primeras porciones del duodeno y parte del yeyuno. De esa manera, llega más rápido a la porción final, teniendo un excelente control a largo plazo de enfermedades metabólicas como la diabetes tipo 2.

De acuerdo con el seguimiento a largo plazo, posiblemente esta sea la técnica más prometedora para conservar el peso perdido, adquirir poca reganancia y para el control de las enfermedades asociadas a largo plazo. Asimismo, representa una opción ante una conversión o revisión de una cirugía restrictiva como banda, manga o balón fallido. En este contexto, la suplementación es permanente como en los casos de las demás cirugías con componentes malabsortivos. Sin embargo, existen menos posibilidades de hernias internas respecto al bypass y menos anastomosis, así como de fuga o goteo de los cierres.

En este caso, la duración de tiempo quirúrgico es de aproximadamente 90 y 150 minutos, de 24 a 48 horas de internamiento y entre 15 y 30 días de reposo. Por último, resulta conveniente mencionar que aún está en discusión de su realización en Estados Unidos, siendo una práctica continua de crecimiento anual entre los cirujanos como yo, que creemos en esta como muy buena opción en toda Europa, Asia y Latinoamérica.

La derivación o switch duodenal con manga gástrica

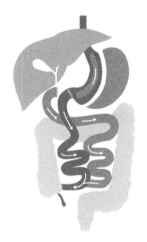
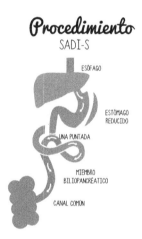

La derivación o *switch* duodeno-ileal con manga gástrica es una cirugía mixta de alta complejidad quirúrgica, siendo la más efectiva para el control de la diabetes con hasta un muy sorprendente 98 % de remisión de la enfermedad. Por tal motivo, es considerada una cirugía metabólica, en donde se presenta una situación similar con respecto al acto de apropiarse del nombre de la técnica y la diabetes, como lo hizo el *bypass* con la cirugía bariátrica.

Para su puesta en marcha de esta técnica se requieren de dos pasos: realizar una manga y luego excluir el paso del alimento por el duodeno, separando a pocos centímetros del estómago el tránsito del alimento hacia este segmento y creado una nueva unión después del píloro (esfínter distal del estómago) con intestino más distal. Lo anterior, adelantando el desvío del alimento, agregando así el componente malabsortivo y de llegada de nutrientes a su parte final con la consecuente regulación efectiva de la glucemia; además de no pasar el alimento por las porciones excluidas del duodeno, estimulando o inhibiendo sustancias que intervienen directamente en ese control.

Posiblemente esta sea la más compleja de las cirugías a nivel técnico de las opciones bariátricas, con componentes limitantes por sus efectos de deficiencias nutricionales severas a largo plazo. Por ello, amerita un mayor seguimiento y compromiso del paciente, lo cual ocurre de manera regular. Su duración varía entre 90 y 180 minutos, estadía en hospital de 48 a 72 horas y un reposo entre 21 y 30 días idealmente.

A su vez, existen otras cirugías tradicionales, algunas experimentales y otras de efímera duración, como podemos mencionarte: la derivación biliopancreá-tica, que es poco utilizada debido a las graves complicaciones nutricionales, *bypass* de Munir Álamo, implante B-Clamp y variantes frecuentes de las diferentes cirugías anteriormente descritas. Cabe recordar que la elección debe ser consensuada entre tus preferencias y la recomendación de tu cirujano, teniendo en cuenta que cada posibilidad se adapta a tu realidad y necesidad.

Cirugía para diabetes

Los procedimientos para pérdida de peso son altamente conocidos con el nombre de cirugía bariátrica y metabólica, como consecuencia de la acción en el control y curación de las enfermedades en estrecha relación con la obesidad: diabetes tipo 2, trastornos de las grasas, apnea del sueño, entre otras condiciones.

Estas técnicas, desde hace pocos años, pasaron a formar parte del protocolo de manejo de la diabetes debido a su alta tasa de éxito en el control de esta, así como en la disminución de las medicaciones requeridas. Por ejemplo, a personas que usaban altas dosis de insulina, se les recetó medicación oral o incluso dejaron de utilizarla durante periodos comprendidos de 5 a 12-15 años, contrarrestando el deterioro progresivo como consecuencia de los niveles alterados y variantes del azúcar en la sangre.

Independientemente del tipo de cirugía, todas las bariátricas proporcionan en diferentes grados beneficios, control y remisión de la diabetes, evidenciándose mejores resultados en los procedimientos con componentes malabsortivos. Así, por ejemplo, es posible someter a cirugía metabólica, con la intención de regular las condiciones que desencadena el sobrepeso y el exceso de grasa corporal, sin necesariamente tener como objeto la pérdida de peso en caso de diabetes descontrolada.

Actualmente, los pacientes con diabetes y obesidad se someten a cirugía bariátrica o metabólica considerando los testimonios de familiares o amigos, redes sociales o investigaciones individuales que asume el mismo paciente, y no por los especialistas clínicos, nutriólogos, endocrinólogos, internistas, cardiólogos o médicos familiares, quienes trabajan directamente con estas condiciones y, en ese caso, no hay discusión sobre su efectividad y existe bajo riesgo a largo plazo.

Según estudios dirigidos a miles de pacientes, estos últimos evidencian y prefieren la efectividad de estas cirugías a diferencia de la medicación moderna en la actualidad. Es ese sentido, esta ha sido incluida como opción de tratamiento en diabetes descontrolada, comprendiendo entre 6 y 12 años sin medicaciones o insulina, sin glucosa en sangre elevada y, lo más importante, sin el progreso del deterioro que produce el incremento de azúcar en el organismo y las fluctuaciones de sus niveles. Un beneficio adicional es la reversión de la mayoría de las lesiones crónicas que produce esta enfermedad, deteniendo así sus avances. Todo esto es posible, además, con los cambios de estilo de vida, donde el paciente debe aprender a comer, ejercitarse, transformando la forma en la que maneja la situación, para finalmente recuperar totalmente la salud.

Los pacientes que tienen menos de 10 a 12 años padeciendo de diabetes son los que tienen mayor posibilidad de una remisión. No empleamos el término curación, puesto que no hay tanta evidencia a plazos mayores de 15 a 20 años, siendo este el punto principal de discrepancias entre los médicos clínicos y los cirujanos bariátricos. Por su parte, existen algunos estudios de laboratorios que se realizan, y que, de acuerdo con sus resultados, nos ofrecen una idea con respecto a la viabilidad y el éxito de la cirugía.

En ese orden, si padeces de obesidad tipo 1 y otras enfermedades metabólicas, en especial diabetes, ábrete a la posibilidad de explorar con atención y discutir con tu especialistas de obesidad, cirujano bariátrico, endocrinólogo o diabetólogo, quienes aparte de estar actualizados, pueden orientarte ampliamente sobre sus beneficios y procesos.

Si optaste por practicarte la cirugía metabólica, tu compromiso a un seguimiento correcto con tu endocrinólogo y diabetólogo es imprescindible. Son quienes disminuyen las dosis de medicamentos, eligen cuando modificar el uso de la insulina y optará por la medicación oral, decidiendo, asimismo, cuándo retirar por completo las medicaciones. Una vez que estés libre de obesidad y las enfermedades metabólicas, son estos especialistas los que determinarán los periodos de seguimiento, el cual podría durar entre 3, 6 o 12 meses, considerando cada caso.

Sin dudas, enfócate en controlar tus enfermedades, pues con o sin cirugías, con medicaciones, cambios en el estilo de vida o insulina, la obesidad y la misma diabetes juegan un papel de verdugos usureros, donde el "tomarles hoy prestado" tarde o temprano traerá consecuencias irrevocables, arruinando la calidad de vida y disminuyendo tu tiempo de convivencia con tus seres queridos.

Conversiones y revisiones

¿Conoces personas que se hicieron cirugía bariátrica y engordaron otra vez? Claro que puedes identificar una u otra historia. El primer paso consiste en reconocer que la cirugía no es la respuesta a la obesidad. Si te operas pensando en que de esa manera obtienes la solución a dicha problemática, lamento informarte que estás lejos de la realidad. Como te mencioné, es el medio de transporte, la mejor herramienta para apoyarte a que logres vivir de una forma distinta, resguardada en una transformación integral.

Ahora bien, ¿es posible obtener un resultado distinto, haciendo lo mismo? Albert Einstein definió esto como "locura". La solución es cambiar, decantarse por cosas diferentes. Es posible que conozcas personas que se han operado más de una vez de cirugía bariátrica, y es precisamente a esto lo que llamamos cirugía de revisión o conversiones.

La revisión se realiza por situaciones nuevas que restan calidad de vida, como casos de reflujo, vómitos, estrecheces, deslizamientos de las bandas o erosión, torsiones de órganos u obstrucciones, siendo la principal razón la reganancia de peso o pérdida insuficiente de peso. Asimismo, existen también los casos severos de obesidad donde, desde un primer momento, consideramos realizar lo que llamamos dos etapas o tiempos. De hecho, fue así como surgió la manga gástrica como procedimiento, en tanto que fue la primera acción en casos extremos complementándose con otra cirugía. Bajo dicho contexto, se practica una vez que el paciente pierda el máximo de peso posible y al cumplir con un determinado tiempo, o cuando ya continúe perdiendo peso o se considere que el paciente está en un peso de mucho menos riesgo que al principio.

Las revisiones y conversiones más frecuentes son de banda ajustable a manga o bypass clásico o de una anastomosis y las revisiones por reflujo de manga a bypass en Y de Roux. Otros casos como extracción de balones y bariátrica y plicatura gástrica también son frecuentes. Los casos más retadores pueden ser los causados por los trastornos nutricionales severos, los cuales se vieron en años anteriores de manera frecuente, realizando exclusiones intestinales con importantes deficiencias.

Por otro lado, la reganancia en cirugías mixtas muchas veces se relaciona con el ensanchamiento de las anastomosis. Hay que recordar que esta es la unión entre el estómago y el intestino, permitiendo grandes volúmenes de alimento. Además, por medio de la reconexión entre el estómago pequeño y el anteriormente separado, se da lugar a la ruta normal de los alimentos, lo que conocemos como fístula gastro-gástrica. El proceso de revisión, en la mayoría de los casos, se ve obstaculizado por las llamadas adherencias, que son uniones entre órganos y tejidos nuevas como proceso de cicatrización dentro de la cavidad abdominal, extendiendo el tiempo quirúrgico y abordaje, aunado a que debemos primero deshacer la cirugía anterior.

El tiempo quirúrgico es indefinido y las tasas de eventos indeseados o complicaciones prácticamente se duplican respecto a cirugías primarias, son más complejas y no la recomendamos en manos inexpertas. La estadía intrahospitalaria es de 24 a 72 horas y la recuperación comprende entre 15 y 30 días. Por último, la inversión es mayor en un 25 a un 50 % más respecto a cirugías bariátricas primarias en cualquier parte del mundo.

Comparación de la

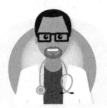

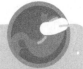

	BALÓN GÁSTRICO	BANDA GÁSTRICA
IMC	28 kg / m²	> 30 kg / m²
ESTO ES PARA:	Grandes comedores	Grandes comedores
NO PARA:	Comedores de baja calidad o alta frecuencia.	Comedores de baja calidad o alta frecuencia.
¿CÓMO FUNCIONA?	Límites de espacio	Banda haciendo un "reloj de arena"
ESTANCIA MÍN.	0	-24H
DURACIÓN	20 minutos	45 min
TIEMPO DE REPOSO	7 días	10 días
PROS	No invasivo	Menos invasivo + reversible
CONTRAS	Alta tasa de recuperación de peso + solo de 4meses a 1 año	Cuerpo extraño + falla a largo plazo y complicaciones + fácil de boicot +Desuso
SUPLEMENTOSRIE SGOS	* *	* *
MI OPINIÓN	***	*

Cirugía de Pérdida de Peso

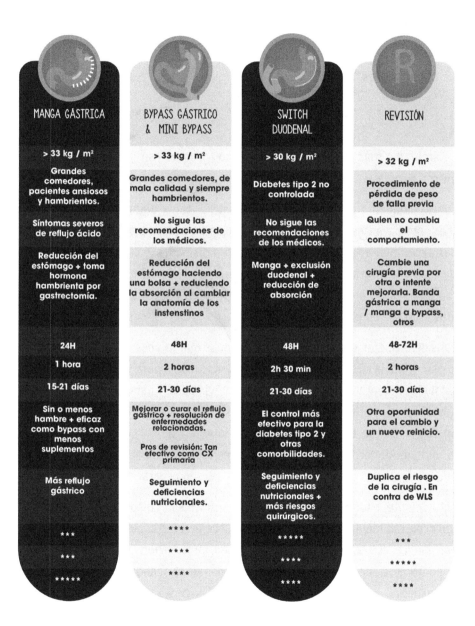

MANGA GÁSTRICA	BYPASS GÁSTRICO & MINI BYPASS	SWITCH DUODENAL	REVISIÓN
> 33 kg / m²	> 33 kg / m²	> 30 kg / m²	> 32 kg / m²
Grandes comedores, pacientes ansiosos y hambrientos.	Grandes comedores, de mala calidad y siempre hambrientos.	Diabetes tipo 2 no controlada	Procedimiento de pérdida de peso de falla previa
Síntomas severos de reflujo ácido	No sigue las recomendaciones de los médicos.	No sigue las recomendaciones de los médicos.	Quien no cambia el comportamiento.
Reducción del estómago + toma hormona hambrienta por gastrectomía.	Reducción del estómago haciendo una bolsa + reduciendo la absorción al cambiar la anatomía de los instenstinos	Manga + exclusión duodenal + reducción de absorción	Cambie una cirugía previa por otra o intente mejorarla. Banda gástrica a manga / manga a bypass, otros
24H	48H	48H	48-72H
1 hora	2 horas	2h 30 min	2 horas
15-21 días	21-30 días	21-30 días	21-30 días
Sin o menos hambre + eficaz como bypass con menos suplementos	Mejorar o curar el reflujo gástrico + resolución de enfermedades relacionadas. Pros de revisión: Tan efectivo como CX primaria	El control más efectivo para la diabetes tipo 2 y otras comorbilidades.	Otra oportunidad para el cambio y un nuevo reinicio.
Más reflujo gástrico	Seguimiento y deficiencias nutricionales.	Seguimiento y deficiencias nutricionales + más riesgos quirúrgicos.	Duplica el riesgo de la cirugía . En contra de WLS
★★★	★★★★	★★★★★	★★★
★★★	★★★★	★★★★	★★★★★
★★★★★	★★★★	★★★★	★★★★

EL TEMOR A LA CIRUGÍA

Toda persona debe decidir una vez en su vida si se lanza a triunfar, arriesgándolo todo, o si se sienta a ver el paso de los triunfadores".

Thomas Alva Edison

Entérate: ¡Es más riesgoso permanecer conviviendo con la obesidad que la misma cirugía!

Como cualquier elección de vida, lo sensato es tener dudas, temores y muchas interrogantes. A medida en que vayas leyendo, como de seguro ya lo has experimentado, todas esas dudas serán disipadas; y con la llegada de la claridad y la información, encontrarás serenidad y certeza de que no puedes continuar ni un minuto más con la enfermedad, y si así lo decides, llegarás a tu gran día en plena confianza.

Considero que es imprescindible comprender que la obesidad es una enfermedad y que la cirugía bariátrica es un posible medio para vencerla, así como también me parece relevante conocer sus virtudes y detalles y los eventos adversos que esta puede tener para disminuirlos o identificarlos cuando aparecen. En ese sentido, mi objetivo es que tengas la mejor claridad para la toma de tu decisión, que vayas conociendo ampliamente cada beneficio y que estés al tanto de aquellos resultados que no esperaríamos.

Actualmente, podemos encontrar mucha información disponible en relación con el procedimiento bariátrico a la que puede acceder la población en general por medio del internet. Sin embargo, dicha información tiene a ser errada, al punto de crearse imágenes distorsionadas de la realidad, lo que conlleva a cuestionar a quienes escogen este camino y hasta tener tan marcada la desinformación al respecto, que muchos especialistas se abstienen de referir a cirugía a sus pacientes enfermos de obesidad, sin importar que sea excelentes candidatos para esta.

Así pues, mientras estés buscando quién será tu apoyo en tu vida sin obesidad, conversa sobre estas posibilidades de complicaciones y riesgos posibles. Para que compares con procedimientos más conocidos, la cirugía bariátrica y la colecistectomía laparoscópica en la que se extrae la vesícula biliar, tienen la misma tasa de mortalidad que las cirugías de pérdida de peso: 0.01 a 0.1 según el procedimiento y diferentes estudios de más de 200 000 pacientes en Estados Unidos y más de 100 000 en Australia.

En República Dominicana, con los miembros de la SODOCIMEB, excluyendo a los cirujanos no acreditados que practican la cirugía, las estadísticas desde 2012 a 2018m y en concordancia con las últimas estadísticas internacionales, indicaron que de cada mil pacientes aproximadamente, solo una persona pierde la batalla o incluso menos.

A partir de mi propia historia y testimonio, puedo decir que yo conocía las implicaciones de eventos potenciales al someterme a la cirugía, sin prejuicios o desinformación. De esa manera, y conociendo en detalle estos riesgos que te comento a continuación, decidí operarme, aceptar que se le realizara a mi hermana y también a algunos familiares y amigos, pues le temo más a la misma obesidad que a estos posibles acontecimientos inesperados.

La frecuencia de complicaciones mayores en los primeros 30 días a nivel mundial y cuando son realizadas por mínima invasión (forma recomendada siempre) corresponde, en todos los estudios, a menos de un 2 %. Asimismo, las eventualidades generales que abarcan complicaciones menores corresponden menos del 4 %. Para estar en pleno conocimiento de esta cara de la moneda, compartiremos brevemente algunas de las situaciones y riesgos que pueden ocurrir tras la cirugía bariátrica. Conocerlas te permite identificarlas y obtener algunas pinceladas de cómo minimizarlas.

Con respecto al abordaje por vía laparoscópica, con incisiones de 0.3-0.5 milímetros hasta 1.5 centímetros de mínima invasión, en algunos casos tendrá que ser convertido a herida abierta o laparotomía para continuar y completar de manera exitosa el procedimiento, debido a la dificultad encontrada en el momento o por reintervenciones. Como lo primordial es la seguridad del paciente, debemos estar conscientes de esta posibilidad. En cualquier cirugía se pueden encontrar situaciones como adherencias, hernias, variantes ana-tómicas, tumores, entre otras, que condicionen con el cambio a otra técnica quirúrgica. Esto último, con el propósito de favorecer más al paciente o a la decisión del cirujano desde este cambio de herida hasta no continuar y no hacer la cirugía por eventualidades y hallazgos inesperados.

Las complicaciones en los primeros 30 días después de la cirugía son las que más comprometen nuestra salud. Entre las principales tenemos: deshi-dratación, fugas, retención de líquidos y sangrados y formación de coágulos en las venas. La deshidratación producirá que nuestra sangre se espese, aumentando la aparición de coágulos en cualquiera de las venas, evitando que esta circule a todas partes para mantener la oxigenación en los órganos principales como cerebro y corazón. Al disminuir el flujo a los demás sistemas, también comprometería los órganos abdominales, no transportando oxígeno ni los elementos para cicatrizar, incrementando la posibilidad también de fugas y fístulas.

Estar hidratado significa contar con la cantidad de agua suficiente que nos protegerá de la instalación de las principales complicaciones tempranas y es precisamente este estado el que nos servirá de sostén durante los primeros días posteriores a la cirugía. En contraste, la deshidratación se manifiesta con sed, saliva espesa, mucosas y piel reseca, hundimiento de los ojos y casos severos con taquicardia, ausencia o muy poca producción de orina, confusión, manos y pies fríos y debilidad general.

PRINCIPALES EVENTOS INESPERADOS DURANTE LOS PRIMEROS DÍAS

- Deshidratación

- Eventos anestésicos

- Náuseas y vómitos

- Fugas, goteos o fístulas

- Sangrados

- Trombosis venosa en las piernas o en vena porta

- Embolia pulmonar

- Infecciones de heridas
- Abscesos de piel o internos
- Torsiones y obstrucciones de estómago o intestinos

La dehiscencia de la línea de corte, fuga o goteo y fístulas hacen referencia a un escape en la línea de sutura, generando una secuencia de complicaciones y de recuperación lenta. En caso de que esto ocurra, tendremos una colección líquida y abscesos que se forman principalmente por sangre, pus, o contenido gástrico. De hacerse crónica la salida de este contenido contaminado, se crearía una fístula, lo cual sería una comunicación entre dos espacios o cavidades. El primer síntoma es taquicardia, deshidratación severa, fiebre y dolor en hombro izquierdo, malestar general, entre muchas otras.

Por otra parte, un sangrado representa una situación común en cualquier cirugía y de cualquier tipo, que puede requerir transfusiones o reintervención. Bajo este escenario, el estar hidratado también disminuye la posibilidad de manifestarse síntomas importantes de sangrado. Se ha visto más riesgo de fuga en los pacientes que han presentado un sangrado previo, posiblemente por la falta de oxígeno que transporta la sangre, necesaria para cicatrizar. Se caracteriza por mareos, sudoración abundante, palidez, debilidad general, taquicardia y disminución de la presión arterial. Por otro lado, la propia anestesia implica riesgos independientes a las cirugías que han de ser explicadas por el especialista en anestesiología. Así pues, el ser honestos en el historial clínico, comunicativos en cuanto a alergias e ir con el estómago vacío e ingesta leve el día anterior al procedimiento, reduce la probabilidad de eventos inesperados y también las reacciones medicamentosas que podrían producirse durante o después de la cirugía.

La formación de un coágulo en una vena es una posibilidad, la trombosis venosa profunda en las piernas o incluso en venas de órganos intraabdominales como la vena porta, afecta el hígado. El llamado trombo de una de las venas de los miembros inferiores puede desprenderse y viajar, afectando los pulmones y produciendo una embolia pulmonar. Sin embargo, para prevenirlo el paciente debe usar anticoagulantes si aplica y según el protocolo del cirujano, medias compresivas, mantenerse activo caminando y teniendo siempre la cantidad apropiada de líquido en la sangre que puedes reponer ingiriéndola. La formación de un coágulo se manifiesta con dolor en pantorrilla o en una vena superficial, edema o hinchazón en una de las piernas, y en casos extremos, por cambios de coloración de la piel del miembro afectado. En caso de la embolia, se presenta con dificultad para respirar, la cual ha empezado bruscamente, taquicardia y la aparición ocasional de puntos rojos en el cuello y pecho, ameritando cuidados urgentes e intensivos.

Por otra parte, la insuficiencia respiratoria o los problemas en la respiración pueden ocurrir después de la cirugía, requiriendo la necesidad de un ventilador mecánico en algunos casos. Incluso, en las primeras horas puede ocurrir atelectasia por la falta de expansión de los segmentos inferiores de los pulmones, causando fiebre, tos y limitaciones respiratorias. Esto se previene con el uso del inspirómetro.

PRINCIPALES EVENTOS INESPERADOS A MÁS DE 30 DÍAS

- Pérdida de pelo
- Exceso de piel redundante
- Déficit de vitaminas, minerales y otros nutrientes
- Neuropatía
- Reflujo gastroesofágico
- Estrechez
- Obstrucción
- Trombosis venosa
- Cálculos

Dentro de las otras eventualidades, están las conocidas hernias que podrían producirse a través de alguna de las heridas o internamente cuando se trata de modificaciones de las posiciones de los intestinos como ocurre en el bypass, a través de espacios entre los órganos. Se caracteriza por dolor abdominal, el cual mejora al estar sentado e inclinado hacia delante. En caso de que se debe a alguna de las heridas, sentirías un endurecimiento en la zona y muy dolorosa al tocarte. El uso de fajas, no hacer fuerzas innecesarias o cargar objetos pesados disminuye la posibilidad.

A su vez, las diarreas pueden ocurrir después de la cirugía, pero usualmente ceden y se encuentran principalmente cuando se modifica la disposición o ruta de los intestinos. También se asocian con la incorporación de lácteos o algunos alimentos con gluten o carbohidratos simples. En estos casos, la hidratación también es fundamental.

Un aspecto común a largo plazo es la pérdida de pelo en el proceso, lo que ocurre en la mitad de los pacientes. Usualmente es temporal, entre los seis meses y el año después de la cirugía, debido a la reducida e insuficiente ingestión de proteínas, vitaminas y minerales, en especial el Zinc; aunque sabemos que esta pérdida se detiene y se recupera una vez se alimenta correctamente y se suplementa al paciente.

El reflujo gastroesofágico se manifiesta como la sensación de líquido que irrita, quema o causa dolor como consecuencia del ácido del estómago al subir hacia el esófago. Dependerá de la cirugía, como ocurre con la banda y manga gástrica, su aumento, y su corrección se obtiene con el bypass. Con una alimentación adecuada, libre de harinas, ácidos, condimentos, con horarios y evitando el uso de ropa ajustada, se disminuye el reflujo significativamente, apoyándonos por un tiempo en la medicación.

Asimismo, los déficits nutricionales, tanto de vitaminas, minerales y micronutrientes pueden ocurrir y van a estar proporcionalmente relacionados con la agresividad y envergadura del procedimiento. Las cirugías restrictivas puras tendrán menor posibilidad de estas deficiencias como el balón gástrico, banda gástrica, plicatura y manga gástrica. Los casos en los que se modifican la posición de los intestinos y ocurren los desvíos en las rutas de los alimentos, serán más propensas a la falta de ciertas vitaminas, en especial las relacionadas al llamado factor intrínseco producido en la parte distal del estómago y que se refleja en la pobre absorción de vitaminas del complejo B, en especial la B12, siendo imprescindible la suplementación de por vida.

La disminución de la sensibilidad y la disminución neuromotor temporal de miembros inferiores, están asociadas al déficit de vitaminas o minerales, lo que puede provocar caídas, o inclusive la imposibilidad para caminar; también sabemos que se conoce como neuropatía postbariátrica. Esta obedece a la falta de seguimiento, pobre alimentación de calidad y ausencia de adecuados y esenciales suplementos como cobre, vitamina B2, B6 y B12, proteínas, calcio, hierro y multivitaminas.

No es un mito que otra consecuencia es el aumento de la posibilidad de cálculos en la vesícula biliar, llamada colelitiasis, la cual podría requerir cirugía posteriormente. En los casos en que durante la preparación previa nos encontremos con este hallazgo, se pueden realizar sin ningún inconveniente ambas en un mismo procedimiento. Así también, aunque es poco frecuente, podrían surgir piedras renales secundarias debido a la pobre hidratación, modificación del metabolismo de los minerales; razón por la cual se deben evitar las bebidas carbonatadas. A su vez, las relaciones interpersonales y futuras interacciones psicosociales alteradas podrían aparecer y estresar los vínculos de los pacientes con sus familiares y amigos, especialmente en las personas reprimidas por la obesidad al modificar su realidad.

Una vez alcanzada nuestra meta, puedes presentar excesiva piel residual que provoca inconformidad estética o molestia funcional. Es muy probable que esto amerite cirugía plástica posteriormente, cuando ya se llegue o aproxime al rango de peso ideal. Resulta conveniente saber que, si haces ejercicios, no fumas, comes sano, llevas una hidratación adecuada y e ingieres los suplementos, la elasticidad mejora significativamente en los resultados de la piel y la postura. Esto no ocurre en todos los casos, pues desde mi experiencia puedo decir que no me cuelga nada que me moleste.

Una preocupación común que ronda entre mis pacientes es que no quieren parecer "enfermos". Es cierto que cuando se hace el proceso sin supervisión y sin tener en cuenta las recomendaciones de los especialistas como la hidratación constante, abandonar el hábito de fumar puesto que destruye el colágeno, no hacer ejercicio físico, llevar una alimentación deficiente de malas elecciones y el no uso de los suplementos, especialmente en la etapa de pérdida de peso, esto implica la combinación perfecta para que verdaderamente no parezcas que estás en tu mejor día.

En contraste, levantarte con la decisión de hacerlo bien y diferente a como lo has hecho, asistiendo a tus citas y aprendiendo que el comer saludable, ejercitarse y cumplir con las recomendaciones es sumamente conveniente, hará de tu experiencia la más hermosa historia de amor por medio de la cual te encontrarás, y tendrás la plenitud, armonía, satisfacción y la seguridad de que cambiaste de vida.

Sabemos que la cirugía no resolverá todas sus situaciones, mas, en efecto, te ayuda a perder peso y mantenerlo, te corrige, mejora algunas de las enfermedades (diabetes, hipertensión, etc.) y ayuda a tu médico a manejarlos, siempre que lo hagas correctamente. Dependiendo de la cirugía, se estima una pérdida del 50 % y 70 % de tu exceso de peso, el cual se mantendrá siempre y cuando haya modificación de tu estilo de vida, alimentación, ejercicios y seguimiento establecido, en la mayoría de los casos. Existen casos inusuales en los que la persona, aun cumpliendo con las indicaciones, por su metabolismo particular o condiciones, no pierde la cantidad estimada y deseada de peso. Así, por ejemplo, hasta un 10 % a 20 % no logran bajar de peso.

Evidentemente, sobrepasamos uno de los temas que sé que más dudas te traían, lo que tiene que ver con la confusión que surge al aceptar la posibilidad de tu cirugía; no obstante, ahora conoces a dónde vas. Este conocimiento te brindará plena seguridad y las herramientas necesarias para que este viaje sea placentero, llevadero y tu barca llegue a puerto seguro.

Como último aporte, te ofrezco mi testimonio para brindarte serenidad. Siendo yo cirujano bariátrico en pleno conocimiento de los riesgos y posibles eventualidades, elegí someterme al procedimiento en conciencia de las posibilidades que puse de manifiesto anteriormente; asimismo, intervenimos a mi única hermana y otros familiares, con quienes llevo una conexión de vida especial y significan mucho para mí. Sé que esto evoca tranquilidad, seguridad y determinación para tu proceso, pues, sin dudas, mi historia te reconforta y te da la paz para el paso que darás solo en ese momento en que tengas la plena confianza en que todo saldrá bien. De hecho, mucho más todas las evidencias científicas que establecen que es menos riesgoso la cirugía bariátrica que mantener activa la bomba de tiempo de la obesidad.

Lo cierto es que absolutamente todo lo que hagas en tu vida implica riesgos, se debe pagar algún precio, obteniendo así aprendizajes o recompensas. Lo que anhelas, aquello que siempre soñaste, tu vida sin obesidad, incluso sin la cirugía, está justo después de tus temores. Ni yo ni nadie puede decirte que estás libre de estas posibilidades y garantizar que no te va a pasar nada de lo que mencioné, pues aún en las mejores manos y cumpliendo con todo a cabalidad, estás dentro de las probabilidades. Lo que sí es evidente es que tu actitud marca la diferencia, gracias a tu positividad, entrega y dedicación junto con las precauciones del equipo que te trata y que confiaste, el resultado será favorable en casi todos los casos, incluso si te enfrentas a alguna de las eventualidades. Paulo Coelho, resume la enseñanza principal de este tema y nos comparte la reflexión específica para este momento de tu vida: "Ninguno de nosotros sabe lo que podría suceder ni siquiera al minuto siguiente, sin embargo, seguimos adelante. Porque confiamos, porque tenemos fe".

¿Estás de acuerdo conmigo?

¿Confías en que todo estará bien?

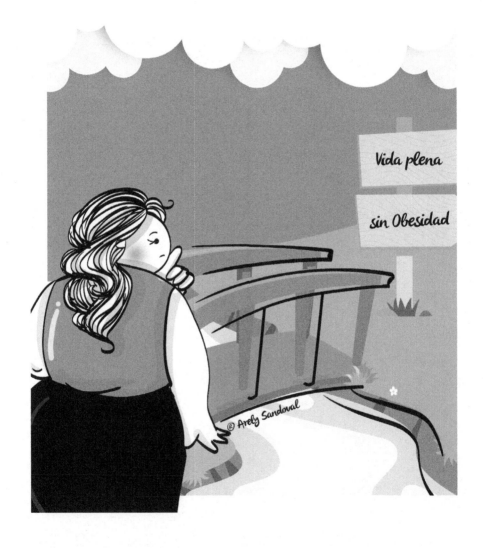

CAPÍTULO 10

¡TE DECIDISTE!

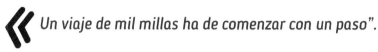

Un viaje de mil millas ha de comenzar con un paso".

Lao-Tse.

Dar pasos hacia tus sueños es la bendición más grande, lo que te hace próximo a una vida de felicidad. Escogiste aceptar la cirugía como una oportunidad para iniciar un viaje hacia tu salud y como transporte para estar libre de obesidad. Por ello, te voy a compartir información de valor para que estés al tanto de qué puedes esperar en las distintas etapas de este nuevo proceso.

Consulta con el cirujano especialista

Te invito a conectar con tu doctor, procura que exista confianza mutua y que te sientas con plena seguridad para compartir tu historia, con mente y corazón abierto, con la certeza de que, por vocación, esta persona está para ayudarte. Si por alguna razón no experimentas esta empatía, aún en mi propia consulta, te recomendaría que investigues con otros profesionales en el área.

En esta consulta se completa tu historial. Te hacen preguntas personales, sobre tus hábitos, condiciones y cirugías previas, familiares y actividad física. En ese sentido, investigaremos sobre las enfermedades relacionadas y tu relación con la comida, así juntos escogeremos el procedimiento más apropiado y con potencial para alcanzar la meta. Posteriormente, te explicaremos la preparación requerida y el para qué hacemos tantos estudios, análisis y visitas médicas, el proceso y la estructura de seguimiento. A partir de todo esto, aumenta el entusiasmo para cambiar tu vida, y pese a que no escojas no operarte, no te quedarás de brazos cruzados sabiendo que ya no permaneces ni un minuto más conviviendo con la obesidad.

Tus semanas antes

Una vez hayas decidido, la pregunta no es si puedes hacerlo, se trata es de establecer cuándo y cómo lo harás. ¿Cuántos pensamientos limitantes, obstáculos pones entre tú y tus sueños? Y no me refiero únicamente a la cirugía bariátrica o pérdida de peso, sino a toda tu vida. Dicho lo anterior, te invito a soñar en grande y a escribir esos planes, desarrolla tu proceso y enfócate en conseguirlo.

Prepárate, hazte los laboratorios, estudios de imágenes y las evaluaciones médicas con tiempo, organízate de forma que completes los preoperatorios con prontitud. Pues en caso de tener algo alterado en los resultados, junto con el equipo se podrán cambiar y manejar dichas dificultades antes de tu procedimiento y tu cirugía será realizada en tus mejores condiciones de salud. Esta preparación, a nivel médico, tiene validez por uno a tres meses según las preferencias del equipo, siendo conscientes de que los que salieron fuera de los parámetros se tendrán que repetir cuando ya tengas una nueva vida.

Continúa edificándote, busca libros y páginas web, validando siempre la certeza y fortaleza de la información. Aprende y curiosea sobre las herramientas de apoyo, establece en qué gimnasio, con cuál entrenador o qué disciplina vas a practicar, visitando espacios e incluso practicando antes, para que posterior al mes de tu cirugía inicies la actividad física con claridad.

En este periodo es importante conversar con las personas claves, cuidando de no hacer noticia de tu decisión. Aquellas que te hacen crecer, quienes creen en ti, tu potencial y te apoyan, respetando tus elecciones. Considero que tiene mucho valor permitir que las personas que amas y te aman participen, cuidando siempre de evitar contaminarte con mitos, desinformaciones y la negatividad. Creo firmemente en que la actitud y la intención tienen un poder directo en los resultados, por lo que mantente siempre confiado en que todo saldrá bien.

Organízate en tu trabajo, pide vacaciones o licencia, te recomendaría esta última, pues la obesidad es una enfermedad y ya eres consciente de que no se trata de una cirugía estética. Si eres autoempleado o laboras para tu propia empresa, es tiempo de prepararte para que pueda funcionar unos días sin ti, aunque sin problemas podrás supervisar y trabajar desde casa.

La pérdida de peso previa a la cirugía, especialmente la grasa intraabdominal o visceral, es sumamente importante para propiciar mayor espacio entre los órganos y la pared, además de la disminución de la inflamación y tamaño del hígado que usualmente tendrías si no se hace este proceso para bajar algunas libras. Entre más peso antes de cirugía tengas, más riesgos presentas por la propia condición de la obesidad; de hecho, en casos extremos esta disminución es tan importante que, de no obtenerse, no se debe arriesgar a algunos pacientes a ningún procedimiento para no comprometer su vida. Esta pérdida se realiza en muchos países con dietas líquidas, aunque en nuestra práctica preferimos un plan de alimentación con sólidos que pueda ser más llevadero y así mantener un buen estado nutricional previo al procedimiento.

Si eres paciente de turismo de salud y vienes de otro país para adquirir servicios médicos, recuerda comprar tu pasaje notificando a la línea aérea para estos fines, dado que algunas empresas permiten hacer cambios sin penalidad mientras sea este el objetivo y organizar con asistentes administrativos o servicio al cliente el hospedaje, días de llegada recomendados y el transporte. Todo esto en coordinación para facilitar la fluidez del proceso y, por supuesto, iniciar los planes previos de alimentación prequirúrgica.

Un aspecto que al que muchas veces los pacientes minimizan o restan importancia es la suspensión del tabaquismo. Si fumas e incluso si inhalas vapor, para someterte al procedimiento es fundamental que abandones el hábito al menos 6 semanas, aunque es mejor si lo logras suspender por 3 meses, pues de esa manera, con solo dos semanas, responderás mejor a la anestesia. Las quejas o la renuencia al hacer este proceso previo, nos evidencia en qué nivel de compromiso estás con tu cambio, qué tanto quieres lograr, de hecho, permite identificar si, en efecto, estás listo o no para esta nueva oportunidad que te ofrece la vida.

Días antes...

A medida en que se acerca la fecha, es probable que te surjan dudas y aumente la ansiedad, es normal, ¡te vas a operar!

Haz un listado de todos los pendientes referentes a tu cirugía y asegúrate de que cada objetivo esté claramente establecido. Si eres paciente de turismo de salud, confirma fechas con tus médicos, estadía y coordina el transporte terrestre, llega al menos 72 horas antes para disminuir la posibilidad de formación de trombos o coágulos que aumentan, debido a la presión del avión en las primeras horas después de volar.

Por otra parte, dirígete al supermercado para abastecerte con lo necesario para la dieta pre y postoperatoria y elimina este pendiente. Asimismo, compra los suplementos, proteínas, vitaminas y los medicamentos que vas a necesitar después de cirugía. Continúa firmemente con la decisión de iniciar a cambiar el estilo de vida, sigue ejercitándote y persiste en llevar tu plan nutricional para pérdida de peso. Finaliza las gestiones laborales y administrativas, personales y familiares, estableciendo también quiénes te apoyarán con la limpieza, en la cocina y con tus cuidados en el internamiento y los primeros tres a cinco días en que necesitas soporte.

Adicional a ello, enlista todas tus preguntas y anótalas. No te quedes con absolutamente ninguna duda, tu médico estará complacido en que tengas la mayor claridad posible y es de esperar que no tenga inconvenientes en contestar a todas ellas. Concluye las explicaciones de los procesos con tu médico, en la visita de revisión de los estudios invita a esa persona que tenga importancia para ti y que será tu pilar principal en el proceso para también aclarar sus interrogantes.

Por otro lado, revisa detenidamente el consentimiento informado, que es un documento donde se resume tu autorización a ser sometido a la cirugía, aceptando las implicaciones y estableciendo conocimiento de los riesgos y eventos inesperados. Por ejemplo, en República Dominicana debes ser mayor de edad para firmarlo y tener 18 años; y si eres menor, es obligatorio estar respaldado por ambos padres o tutor.

Mantén ayuno preoperatorio, ¡por favor! Es de suma importancia que no consumas absolutamente nada sólido desde el mediodía del día anterior. Dicha comida debe ser reducida, de digestión fácil y continua, con dieta líquida sin residuos por las siguientes 12 o 18 horas antes de su intervención. Lo anterior, en primer lugar, para que no existan residuos dentro del estómago que contaminen y dificulten el cierre por grapado; y, en segundo lugar, para que disminuya la probabilidad de reflujo o regurgitación de contenido gástrico mientras se inicia el proceso de la anestesia, pues de afectar las vías respiratorias, puede provocar una broncoaspiración.

Bajo algunas prácticas, la anoche anterior se suministra anticoagulantes para disminuir las posibilidades de formación de trombos como lo hacemos en nuestro propio ejercicio. Recuerda tomar tus medicaciones habituales para las enfermedades relacionadas, excepto las que tu cirujano o miembros del equipo te recomienden suspender como, por ejemplo, la metformina 48 horas antes, aspirina 15 días antes, anticonceptivos orales, vitaminas A, E y D entre otros, siempre con la aprobación de los especialistas que te las indicaron.

Por todo lo anterior, procura un día tranquilo, recuerda descansar al menos ocho horas antes del tiempo de reunión establecido con tu doctor, duerme lo suficiente para reparar tu cuerpo y como decimos cuando niños: "Así llega más pronto mañana".

¡EL GRAN DÍA!

"El ayer es historia, el mañana es un misterio y el hoy es un obsequio, por eso se llama presente".

Maestro Oogway–Kung Fu Panda.

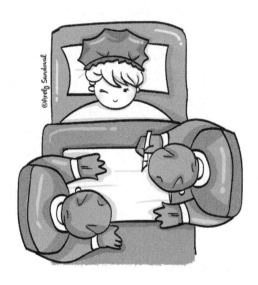

Recibe este día en alegría, es tu presente. Con una sobredosis de positivismo y la certeza de que todo estará bien, celebra lo que alcanzaste hasta hoy, pues has logrado ser debido a toda tu historia, estando en paz porque hasta este momento hiciste lo mejor que estuvo a tu alcance con la información y herramientas que tenías, agradeciendo lo bueno, las situaciones y los aprendizajes que te trajeron a este aquí. Tu actitud marcará contundentemente tu pronóstico, eventualidades y los resultados a corto y largo plazo. Te reconozco y respeto por tu decisión responsable a hacerlo diferente y hacerte cargo de ti.

Es posible que se te invite a ingresar 24 horas antes por tu cirujano o incluso el mismo día, de acuerdo con el protocolo que regularmente utilice y la hora programada de tu intervención. Llegarás posiblemente mucho más temprano que el especialista. Sé puntual, llega a la hora que te indica tu médico, recuerda que los horarios en sala de cirugías son muy ocupados y tu retraso podría empujar todo un programa de trabajo impactando a muchas familias. Al llegar, agota el proceso de admisión y administrativo del centro, sé paciente y comprende que puede haber contratiempos que no debe alterar o perturbar tu tranquilidad.

En sala preoperatoria o en tu habitación se te pondrá la ropa de cirugía, se te colocará una canalización y un suero por las venas con el objetivo de hidratarte y administrar algunos medicamentos para disminuir cualquier efecto inesperado, antibióticos preoperatorios, medicación para náuseas, protector de estómago, relajantes musculares lisos y para prevenir reacciones alérgicas o asmáticas, entre otros. Aquí tendrás un nuevo encuentro con tu cirujano y equipo, confía para que la serenidad y tu fe te acompañen a sala de cirugía. En muchas prácticas utilizan sedación para disminuir la ansiedad normal y esperada que tienes como preferimos nosotros, —no sin antes encomendarnos a nuestro creador, para quienes profesamos que hay un ser con autoridad sobre todas las cosas— obteniendo paz para nuestros pacientes, entendiendo los credos y las religiones.

Una vez en sala de cirugía, ya no estarás consciente de nada, tu último y próximo recuerdo será en sala preoperatoria o en recuperación. En ese sentido, se procederá a administrar medicamentos que utiliza el especialista colaborador para colocar anestesia general, dormirás profundamente sin sentir nada y se te colocará un tubo a través de la boca, con el fin de que asegure tu respiración durante el procedimiento. El uso de sonda vesical y drenajes se reserva al ejercicio particular de cada cirujano; en nuestro caso, no es de nuestra preferencia y la utilizamos solo en casos muy esporádicos y conversiones.

Así pues, procederemos ya en posición a colocarte los puertos o trocares, que son pequeñas incisiones en su mayoría de 3 a 5 milímetros y una de 1.5 centímetros para introducir los dispositivos de grapados mecánicos. Al concluir, la piel es suturada y protegida e incluso en nuestra práctica, cubiertas con sustancia adhesiva que ofrece mejores resultados estéticos en el proceso de cicatrización.

La permanencia en sala de recuperación es recomendada durante las primeras horas hasta que estés bien despierto, con un mínimo de tiempo del doble del transcurrido en cirugía. Una vez esté todo listo, se te trasladará a tu habitación por las 24 a 48 horas y dormirás placenteramente tus primeras horas de descanso. Con respecto al dolor después de la intervención, este es mínimo o ausente, aunque depende del umbral de cada persona, lo más común es la sensación de gases o inflamación de la pared abdominal. Lo habitual es tener la molestia no mayor que los días posteriores a hacer ejercicios abdominales.

Es posible que después de algunas horas presentes náuseas o incluso llegar a vomitar, además de que la saliva o el contenido expulsado tenga coágulos o estrías de sangre. Si te pasa, no te asustes, es normal en algunos pacientes. Recuerda que hemos cortado, engrapado el estómago y es posible que sangre un poco hacia el interior gástrico, y esto, en pequeñas cantidades produce el reflejo del vómito. Esto se te pasará pronto y te ayudarán las medicaciones que te pondremos y el succionar hielo ayudando a limpiar el interior. Durante este día, no tomarás líquidos para darle reposo y adaptación a tu nuevo proceso.

Desde que estés más despierto este mismo día, inicia las caminatas, recuerda que la cama es para dos cosas: dormir o recuperar enfermos (lo cual tú no estás). La deambulación activa disminuye la aparición de complicaciones como coágulos o trombosis en las piernas. En cada paso que des, comprime los músculos de las pantorrillas, exprimiendo y propulsando la sangre hacia arriba, evitando el remanso o estasis de esta para no tener complicaciones.

Recibirás ejercicios respiratorios y un aparato llamado espirómetro, por el cual tomaras aire a través de él de forma larga y profunda con la intención de expandir tus pulmones, evitando, de esta forma, la acumulación de secreciones y la atelectasia, que es el colapso de áreas en los pulmones. Estas, posiblemente, son las horas de mayor reto para ti. Posteriormente, con el paso del tiempo, experimentarás una mejoría progresiva hasta el punto de un cambio total en menos de 24 horas. Diste este primer paso en tu nuevo camino donde el único arrepentimiento, según me cuentan la gran mayoría de los pacientes y mi propio testimonio, es el no haberlo hecho antes.

LO HICISTE, ¿Y AHORA QUÉ?

"La vida nos pone en el camino las experiencias que más necesitamos para la evolución de nuestra conciencia. ¿Cómo saber si esta es la experiencia que usted necesita? Porque es la experiencia que está viviendo en este momento"

Eckhart Tolle

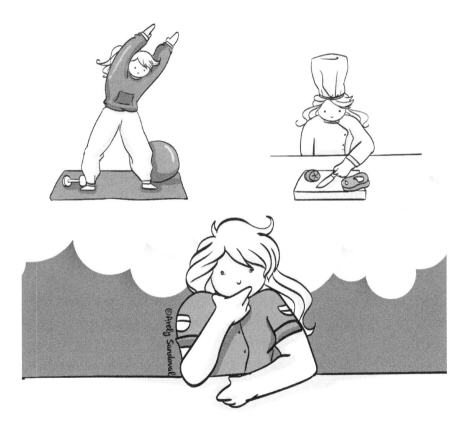

Amaneces con una diferencia de bienestar del cielo a la tierra, incluso es posible que sientas algunos gases y muchas ganas de marcharte a casa con prontitud, solo que antes tendrás una conversación detallada para refrescarte las claves para tu evolución exitosa. Asimismo, debes tener en cuenta que los puntos principales para una recuperación excelente son la hidratación, cuidar tu cirugía, actividad y movimiento, suplementación nutricional, y la comunicación y seguimiento permanente.

Hidratación

A partir de ahora lo más importante para garantizar una evolución satisfactoria será la hidratación, es decir, la cantidad necesaria de agua en tu cuerpo. Para esto, iniciarás tomando líquidos claros, sin residuos, como consomé de pollo, res o pescado, sopa colada que no tenga almidón, papas, fideos o yuca; té, agua saborizada y jugos artificiales, sin azúcar y nunca carbonatados o que tengan burbujas. Por otra parte, son recomendadas las bebidas con electrolitos como sueros de rehidratación oral, agua de coco y también se requiere de suplementación proteica, vitaminas y minerales en esta etapa a partir de las 48 a 72 horas.

Debes cuidarte para no generar presión sobre la línea de sutura del estómago, por eso no ingieres sólidos por los primeros 7 a 21 días según los criterios de cada cirujano. También proteges tu cirugía al no ingerir grandes volúmenes en un solo trago, ni bebidas gaseosas, azucaradas y las carbonatadas. Nuestra recomendación es que cada toma sea aproximadamente de 0.5 onzas espaciadas entre 3 a 5 minutos, así no le haces presión y cumples con el objetivo principal de consumir entre 6 a 12 onzas cada hora.

Por su parte, la hidratación previene la aparición de las principales complicaciones agudas que describimos anteriormente como, por ejemplo, las fugas, en tanto que posibilita que la sangre, oxígeno y sus componentes lleguen a la línea de suturas favoreciendo a la cicatrización. Adicionalmente, tener volumen de líquidos adecuados disminuye las pérdidas agudas de las células en caso de sangrados y garantiza que la circulación venosa sea más fluida, evitándose la formación de trombos de miembros inferiores, vena porta y embolia pulmonar.

Reconoce las señales de tu cuerpo del estado de hidratación: cuando presentas saliva bien líquida, sin "hilos" al abrir la boca, la piel tersa sin resequedad, labios carnosos y húmedos, vas varias veces al día a orinar de color claro y lo más importante, no tienes sed, son señales de que estás en buen camino y que tienes suficiente cantidad de agua. A su vez, ten presente los datos de sed, pues cuando hay taquicardia, debilidad, boca y saliva seca, confusión, pies y manos frías, pérdida de conocimiento y malestar general, es una señal de alerta de deshidratación entre otras posibles razones y amerita que te comuniques inmediatamente con tu cirujano.

Cuidar la cirugía

Al hablar de cuidar la cirugía, nos referimos a no incrementar las posibilidades de lastimar las líneas de cierre y prevenir las fugas o goteos y las fístulas. Por ello, es de suma importancia no forzar el estómago con grandes volúmenes en un solo trago de líquido y por esto no debes consumir bebidas carbonatadas, puesto que producirán, a largo plazo, ensanchamiento del estómago. Al principio, las bebidas muy frías debes evitarlas, pues podría originarse un espasmo y causarte dolor.

Cada etapa nutricional postbariátrica debe ser respetada, primero líquidos claros por 7 días, los 15 a 21 días siguientes con cremas sin colar, pasando a semisólidos, purés y, finalmente, iniciando los sólidos, entre 1 y 2 meses. El alcohol y el café deben evitarse por los primeros 6 y 3 meses respectivamente, además que el primero puede desencadenar alcoholismo luego de la cirugía y junto a los picantes y comidas muy condimentadas que pudieran irritar la mucosa del estómago. Recuerda que ya tu volumen es limitado y al inflamarse podría ser doloroso, irritar, sangrar o producir reflujo. En cuanto el café, es estimulante del apetito y eleva el cortisol en la sangre que incrementa la producción de insulina, así, en casos de tener resistencia, favorece a la ganancia de peso.

En los primeros meses debe evitarse el cigarrillo, es más, te invito a abandonar definitivamente este hábito de autodestrucción que ya sabes que te está matando poco a poco. Por tal motivo, no deberías volver a tomarlo jamás por dos razones: primero, porque produce irritación gástrica; y segundo, debido al espasmo y contracción que genera en los vasos sanguíneos, trastornando la cicatrización y, por ende, produciendo fugas y fístulas.

Es posible que, en un principio, no todos los alimentos sean tolerados, y es frecuente que algunos otros te separen de tu proceso. En ese sentido, evita algunos por el malestar, su poca calidad, por ser proinflamatorios y el pobre valor nutricional que contienen y no hacen más que estancarte y alejarte de tu camino. Entre estos alimentos se encuentran las harinas, gluten, azúcar, alimentos y aceites vegetales refinados, dulces, bebidas azucaradas y carbohidratos simples.

Actividad y movimiento

La actividad física implica mantenerte en constante movimiento, no te abandones en una cama, ten en cuenta no estás padeciendo una enfermedad, solo estás saliendo de una cirugía. Al principio, será un poco incómodo, pues podrás sentir ciertas molestias al moverte, a pesar de que no necesitas asistencia para ninguna situación de tus actividades habituales, como acostarte o levantarte de la cama, usar escaleras, cocinar, o cargar a tus hijos pequeños. Siempre debes tener prudencia para no caer en excesos como empujar un mueble o un objeto pesado.

Los ejercicios ventilatorios o inspirometría son altamente recomendados para apoyar tus pulmones a que se mantengan expandidos. Luego de cualquier cirugía y más en la parte superior del abdomen, es de esperar que los pulmones no completen su apertura de las bolsas donde ocurre el intercambio de los gases para la respiración, llamadas alvéolos. Es por esto que se te recomienda que tomes aire de forma larga y profunda a través de la boquilla del dispositivo para crear la necesidad de ventilar los pulmones en la inspiración. Para esto preferimos que hagas la terapia de 5 a 10 veces cada 1 a 2 horas, al menos, la primera semana.

Cabe mencionar que cada paso que das disminuye la posibilidad de acumular trombos o coágulos y desarrollar neumonía. Si tienes dificultades o impedimentos para caminar, puedes hacer ejercicios en los que se contraiga la pantorrilla, círculos internos y externos, empinar, etc. En tu primera semana es importante que des pasos de 10 a 15 minutos durante 2 o 3 veces al día, siempre bajo una estricta hidratación. Luego de este tiempo, ejecuta caminatas intencionadas y sin impactos o trotes, en ayunas, de 25 a 35 minutos, y a medida en que haya mayor tolerancia, incrementa hasta una hora para tu cuarta semana. Al mes, puedes iniciar a dar lo mejor de ti y tu planificación para una vida saludable en la que esté presente el ejercicio.

El ejercicio va a ayudarte a perder más peso y, como esperas, a no recuperarlo después de la cirugía. Comprende que más que bajar ese número que refleja la balanza exclusivamente, el enfoque es disminuir la grasa corporal, que es lo que verdaderamente importa y que se aumente tu tejido muscular. Las actividades estimulan a quemar grasa mientras mantienes tu masa magra, siempre que hagas tus entrenamientos apropiados y supervisados por personas certificadas. Por otro lado, presta atención cuando pierdas peso y sé consciente de que tu cuerpo, específicamente el músculo, de manera natural, eliminará la grasa cuando no tenga combustible disponible. De ahí que el acondicionamiento físico, después de tu procedimiento de pérdida de peso, sea importante para que tu cuerpo interprete que la energía demandada se tome desde las grasas y no desde tu masa muscular, enviando un mensaje de que necesitas más y mayores músculos.

Sumado a lo anterior, aporta a tu bienestar integral adquiriendo más energía y sintiéndote mejor. Muchos de nuestros pacientes expresan que no solo quieren perder peso, además disfrutan y les gustaría poder caminar, correr 5 kilómetros, o jugar con sus hijos o nietos. Si ese es tu objetivo, cuando haces ejercicios regularmente, estás más cerca de lograrlo.

Por otro lado, de esa manera se fortalece el corazón y tus huesos, mejora el nivel de azúcar en la sangre, el sistema inmunológico y facilita las actividades cotidianas. También hay evidencia de que puede mejorar tu función y salud mental. Contribuye al aumento del rendimiento académico y produce endorfinas que te ayudan a combatir la ansiedad y la depresión. Los primeros meses después de la cirugía pueden ser retadores para algunos pacientes, sobre todo para grandes obesos. Mucha gente te menosprecia si sufres de obesidad y eso puede dejar cicatrices emocionales cuando intentas hacer ejercicio. Ten presente que ese paso lo estás haciendo para ti y tu decisión ya está tomada; en ese sentido, no importa el obstáculo que encuentres en este camino.

Comprende que entrenar representa una oportunidad para lograr la conservación y aumento de masa muscular, con la mejora inmediata de tu metabolismo al cambiar la proporción grasa-músculo. A medida en que aumentas tu masa magra, el consumo de energía que le suministras a tu cuerpo por lo que comes, será mucho mayor. Por esto, te invito a que durante tus entrenamientos no te limites, da el máximo y rétate, unos metros más, increméntale minutos al tiempo y súmales a esas últimas repeticiones y más peso; marcarán tu antes y después. Finalmente, ocúpate de que el cirujano que vas a elegir cuente con su grupo de especialistas que van a apoyarte y animarte a que logres tu propósito en entusiasmo y alegría.

Suplementación

Cuando comenzamos este camino de la cirugía, nace ese compromiso contigo y tu cirujano al seguir las recomendaciones de tus especialistas al pie de la letra. La sumatoria de las elecciones que asumes todos los días, marcarán finalmente tu destino. No solo se trata de aprender a comer, sanar mental y espiritualmente tu relación, o entrenar; también ocúpate de suplir al cuerpo los nutrientes, vitaminas y minerales que necesite, que en un principio no serán suficientes los que reciba directamente de los alimentos. Lo anterior, en tanto que es posible que todas las diferentes opciones de pérdida de peso a través de procedimientos produzcan déficit de estos nutrientes, es altamente recomendado administrar por vial oral los que hagan falta. Desde las 48 horas posteriores a tu cirugía, comienza el uso de proteínas, las cuales juegan un papel importante en la cicatrización y sostén en esta etapa inicial, multivitaminas, minerales y electrolitos en masticables o jarabes para reponer los pendientes.

Asimismo, una vez iniciamos el proceso de entrenamiento físico, tendremos mayor demanda de nutrientes y, como se señaló líneas atrás, es probable que los alimentos no suplan del todo esa deficiencia, por lo que cumplir con esos requerimientos, es decir, con la suplementación, es esencial. Dependiendo el tipo de cirugía, son necesarios los suplementos a largo plazo. Teóricamente, las cirugías que son restrictivas tienen menos deficiencias que las que tienen componentes mixtos que hayan modificado la ruta de absorción de los alimentos en los intestinos. Desde los más sencillos, el balón gástrico, las plicaturas, la banda requiere, solo en algunos casos, suplementos. En cuanto a la manga, estos son obligatorios durante el primer año y después según las necesidades; aunque son muchos los pacientes que presentan anemias asociadas y falta de algunas vitaminas, especialmente la B12 entre otros micronutrientes.

En las mixtas, como el *bypass*, BAGUA, exclusión duodenal y derivación biliopancreática, los suplementos serán permanentes, mandatorios y en su ausencia pueden presentarse complicaciones severas nutricionales, desde anemias, neuropatías, trastornos cognitivos, entre otros. Para más claridad, tanto en la manga y las demás opciones, supleméntate al menos con algunas vitaminas y minerales importantes como multivitaminas, hierro, vitamina B12, B6, calcio y vitamina D, y cualquier otro micronutriente que amerite.

Comunicación y seguimiento

Esta etapa postquirúrgica es maravillosa, de grandes cambios, de mucha incertidumbre y tu mejor herramienta es la información y la educación hasta estar en pleno conocimiento de lo que está pasando, lo que viene, de las recomendaciones y de cada instrucción que tu médico y el equipo te compartan. Idealmente, ten agendadas y escritas las preguntas que te vayan surgiendo en cada momento y ten la confianza con tu cirujano para comunicarlas, incluso si te correspondió alguno de los especialistas de los que dan los conocimientos por sentado. Te invito a que seas tú quien des el paso para conectar en una estrecha relación médico paciente, a pesar de que a este punto y antes de someterte a cirugía debió estar firmemente establecida.

En mi caso, celebro a mis pacientes y prefiero desarrollar una relación de amistad y servicio. Deseo sentirme cercano y que se sientan en familia, cuidados y que cuenten con personas que estén en pro tu bienestar. Es por lo que les pido que al menos una vez al día se comuniquen en un diario y registro de cómo va su evolución hasta el momento. La importancia de lo que estés experimentando y que no te conduzca a sentirte bien, puede ser el aviso de la aparición de un evento indeseado o una complicación; por esta razón, el criterio de alarma ha de ser determinado por el equipo responsable de ti y no por el familiar casi médico y curandero que todos tenemos o una experiencia previa del allegado que ya se operó. La comunicación directa establece la diferencia, el pronóstico y el tiempo indicado para recibir lo necesario ante una adversidad no es igual ante un evento que se presenta 72 horas más tarde por falta de comunicación efectiva.

Lo anterior, no solo por la posibilidad ante una negativa; por mi parte, amo y disfruto tu proceso tanto como gocé con el mío. Escogí esta profesión para transformar vidas, el privilegio de ver tu rostro cuando estés perdiendo tus primeras 8 a 15 libras en tu primera semana y hasta 15 a 25 en tu primer mes, ver cuando en 3 a 6 meses rondas por las 55 a 70 menos y entre 12 y 18 meses estar cerca o en tu peso ideal, me llena de satisfacción, así como te visualizas y te admiras, te llenas y quieres gritar de felicidad. Estos sentimientos son compartidos, por lo que te agradezco que me hagas parte de tu nueva historia.

En distintas ocasiones, muchos pacientes me han dicho que dejaron de asistir a sus citas, puesto que ya estaban bien, porque se molestaron con el médico o algún colaborador del equipo, mudándose de consultorio, exponiendo diferentes razones. Esto último, sin saber que al final del día tu evolución va a estar impactada por tu cercanía, entrega, y seguimiento del caso. Realmente eres el único responsable de tus resultados, por lo que te exhorto a que abandones el autosabotaje consciente o inconsciente, sin importar el motivo.

Es por esto que además de la comunicación con tu cirujano y según las recomendaciones internacionales, debes monitorear tu frecuencia cardiaca, respiratoria, presión arterial, temperatura, niveles de glicemia si eres diabético, y en algunos casos, la cantidad de orina que produces (idealmente más de 50 a 100 mililitros por hora) durante la primera semana y anotar cualquier variación. Por ello, resulta importante comunicarte inmediatamente con el equipo en tus primeras semanas.

Ante señales como fiebre mayor a 37.5 °C, frecuencia cardíaca mayor de 100 latidos por minuto, sentir corta o dificultad para respirar, pérdida de conocimiento, sudoración abundante, palidez, pérdida del tono muscular, dolor de pecho o en hombro izquierdo, náuseas y vómitos incontrolables o sangre roja y cualquier síntoma o molestia que te quite la paz o a tus cuidadores, es fundamental que te comuniques inmediatamente con tu cirujano o sin importar la hora.

Las visitas con tu cirujano iniciarán en tus primeros 7 días, además, recomendamos seguimiento con el equipo a los 15 días con los cambios de nutrición, a los 30 días y mensual o al tercer mes de tu procedimiento. Luego, debe ser semestral o anual hasta estabilizarse tu peso. Respecto a los otros abordajes de seguimiento, como en el caso de la salud mental, con la ayuda de la psicología o psiquiatras del equipo y las demás terapias o soportes complementarios como talleres de educación continuada, de transformación, *coaching*, mentorías, grupos de apoyo, inteligencia y gestión emocional, entrenamiento físico, bioneuroemoción, biodescodificación o cualquiera que ameriten y explores, es altamente recomendado continuar hasta sanar, alcanzar la plenitud y el equilibrio de la salud perturbado por la obesidad, hasta que suceda.

Por su parte, el médico establece una de las relaciones más hermosas, de confianza y de entrega con el paciente. Espero que te permitas entablar esa conexión, consciente de que entregas tu salud o la vida de un ser querido a una persona como muestra fiel de un acto de fe, lo cual el especialista estará encantando de recibir. Por ello, contar con la oportunidad de servir con pasión y entrega, con el privilegio de haber sido escogido entre muchos, al menos en mi caso, representa el más alto honor y es una gran posibilidad para sentirme un instrumento para impactar positivamente en muchas vidas, trascendiendo y logrando ser un canal de bendición.

En consecuencia, tu éxito es solo un resultado de la nueva fórmula de vida que estás llevando, encuéntrate, curiosea, aprende a conocerte y a comprometerte a ese cambio integral, físico, emocional y espiritual que mereces; no se trata únicamente de perder peso.

¿ES LA CIRUGÍA TU SOLUCIÓN?

"Cada día me miro en el espejo y me pregunto: "Si hoy fuese el último día de mi vida, ¿querría hacer lo que voy a hacer hoy?". Si la respuesta es "No" durante demasiados días seguidos, sé que necesito cambiar algo".

Steve Jobs

Aunque me confieso enamorado de la oportunidad de transformar vidas y ver constantemente rostros felices, progresos reales, y personas por primera vez alcanzando y avanzando en sus historias contra la obesidad, te diré algo que quizás impactará para siempre tu ideal y tambalee las expectativas de toda persona obesa. Si bien podría desanimarte y restar esperanza, te prometo que entendiéndolo será el soporte principal y tu mejor arma para que se convierta en tu apoyo de garantía para tu éxito a largo plazo, desde tu día uno, hasta que hayas caminado en dirección a donde quieres ir en cuanto a tu peso: la cirugía bariátrica no es ni será la solución para la obesidad.

A viva voz puedo decir que es la opción más eficiente, duradera y con resultados reales, capaz de llevarte en semanas a una reconstrucción física que no pensabas que podías experimentar. Tanto, que opté por lo mismo que mis manos hacen para otros, hoy sin arrepentimientos y en satisfacción continua. Si además de transportarte en la cirugía al usar este medio, integras lo aprendido, conformarás la fórmula de éxito para el milagro de vivir en sanidad y libre de obesidad para siempre y sin vuelta atrás. Por ello, crea plena consciencia que no basta con ella únicamente, pues debes adquirir determinación para trabajar en ti, convirtiendo en tu testimonio en uno de transformación integral, basado en lo que diseñaste y que construyes como la vida inspiradora, merecida, que quisiste y soñaste.

El tener un conocimiento pleno de esta verdad, es la oportunidad para entender que este camino que tantos ven como la salida más fácil, solo muestra el desconocimiento colectivo de la cirugía. Puede que sea la más rápida, pero dista de la creencia de que es la ruta sin retos y obstáculos, pues establece más bien tu compromiso a una entrega y disposición a hacer las cosas diferentes a partir ese momento. Son diferentes, puesto que tus acciones y hábitos de hoy, cómo estás viviendo, lo que haces o dejas de hacer, tiene una consecuencia sobre tu salud, sobre tu peso; cómo estás enfrentando las situaciones que se te presentan, tus respuestas, lo que estás comiendo y cómo lo estás comiendo, la frecuencia con que lo haces, o tomas, te encaminan a este punto, en problemas de manejo de tu peso, pensando en la cirugía como solución.

Ahora bien, ¿quieres resultados diferentes? Entonces es tiempo de que comiences a hacer las cosas distintas, apoyándote y respaldado en la cirugía que te abrirá nuevas oportunidades. Puertas y soporte efectivo para que día a día, decisión a decisión y acción en acción, ofrezcas pasos firmes para aprender a vivir de forma intencionada y con propósitos. Mi enfoque, como cirujano bariátrico, descansa en brindarte las herramientas claves para que puedas obtener el mejor resultado en esta decisión tan propia, valiente y evidente de que quieres lo mejor para ti y tu amor propio, con el ejemplo de pasos responsables en tu vida dejando tu obesidad atrás.

Te invito a tomar tiempo para ti, hacer consideraciones sobre obesidad y bariátrica, y a tener tus ojos, tu mente y tu corazón dispuestos a recibir nuevas oportunidades y comenzar a vivir como criatura perfecta, amada, creada para ser feliz y sin obesidad. De todas formas, ten conciencia de que no basta con conocer las teorías sobre las causas si no vas a trabajar perseverantemente en ellas o a renunciar a todo lo que te está alejando de ese sueño, no es suficiente tu decisión de hacerte la cirugía, amerita más de ti. Transfórmate en la persona que sea capaz de cumplir, conseguir, construir su vida y desarrollar al máximo una manera de ser que permita que dejes la obesidad. Lo anterior, para que tu bienestar y felicidad sea tu norte, sin distraerte en el camino, por y para el resto de tu vida.

Para esto nació este libro y tu nueva oportunidad, donde ocurren los verdaderos cambios. Lo hiciste desde el momento en que te sumergiste en entrega plena a las páginas leídas y a tu vida, compartiendo herramientas prácticas aprendidas de las gestiones administrativas y las certificaciones de coaching para el cambio de mentalidad necesaria para que tu elección de vivir distinto sea firme y permanente. Todo esto, teniendo en cuenta mi experiencia de vida cuando fui obeso y estuve en tu lugar, la manera en que logré vencerla en mi paso de ser paciente a cirujano apasionado y con el propósito de conseguir que tú también hagas los ajustes en tus pensamientos, emociones, acciones y hábitos y para que tu pérdida de peso suceda hasta siempre.

Para esto necesito más de ti, y no me estoy refiriendo a que te operes, lo único imprescindible para este viaje es que te dejes guiar en amor, confianza y apertura de mente, espíritu y corazón para recibir el regalo grandioso.

Siendo cortés contigo, me permito preguntarte:

¿Me acompañarás en tu aventura de una vida sin obesidad?

SIN OBESIDAD Y CON PLENITUD

"Decidí ver cada desierto como la oportunidad de encontrar un oasis, decidí ver cada noche como un misterio a resolver, decidí ver cada día como una nueva oportunidad de ser feliz".

Walt Disney

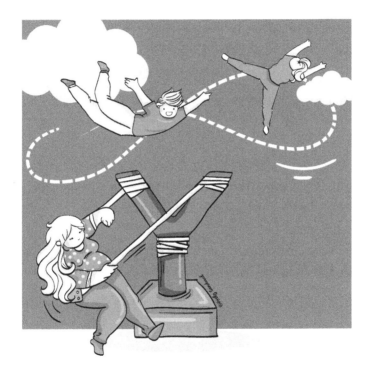

Como sé que decidiste acompañarme, te doy la bienvenida a la vida, a tu nuevo yo, a quien elegiste ser de aquí en adelante, que vive sin obesidad, construyendo el destino con tus propias manos y dando pasos únicamente en su propia dirección; no a donde lo lleva el viento y la corriente, más bien usándolos a su favor.

Creaste conciencia de tu historia y hoy agradeces por lo que te trajo hasta aquí, con que lo tenías, con lo mejor que se pudo y con las herramientas que conocías. Aceptaste lo que fue y celebraste lo que hiciste hasta ahora que realmente sueñas, piensas y reaccionas distinto, despides con alegría y gratitud tus equivocaciones que te dieron los aprendizajes que necesitaste en el momento preciso, haces las paces contigo, tu peso y tu pasado, te perdonas por tus juicios y reproches y también a las personas que hicieron lo mismo, y que con o sin intención te hirieron. ¡Elegiste comenzar de nuevo!

Por y para ti pierdes peso y la grasa excesiva que fue causa de sufrimiento por largo tiempo, renunciaste a quedarte de brazos cruzados y te cansaste de ver a otros triunfar. Por fin te hiciste cargo de ti de una vez por todas, para siempre, con toda responsabilidad y valentía. Te reconozco por tu decisión de transformarse en la persona que logra y materializa su meta y que con entusiasmo todos los días se acerca a lo que tiene imaginado.

Lograste conocer e interiorizar las opciones para llevarlo a cabo. De la cirugía bariátrica comprendes ya sin juicios, temores y cuestionamientos, que es solo otra ruta, efectiva, real y duradera, no para cobardes o débiles; más bien para personas comprometidas a dejar de convivir en la obesidad, y quien puede y elige hacerlo por otros métodos. No tiene más méritos que quien utilizó este medio. Reconoces ahora que no es el camino fácil, quizá el más persistente, los tipos que existen y sus beneficios y consecuencias, y que la clave del éxito es comprender que es un apoyo para ti, y que trabajar en ti, hoy, mente, corazón y espíritu hace posible que esto y cualquier sueño suceda.

Qué bueno que la empatía, la comprensión de tu enfermedad con ayuda de tus seres amados, abrió tus puertas y expandió tus horizontes. Esto último, a través de tu corazón dispuesto y la voluntad indomable, alimentada día tras día con elecciones correctas que una a una te mantienen en victoria, convirtiéndote en fuego y fuente inagotable para ti mismo y otros, dando calor y encendiendo la llama que ilumina con amor la verdad de ver la obesidad de manera distinta.

En tus manos está tu transformación, solo en ti está la elección y la capacidad de vencer, de estar libre del malestar del peso ganado y de que seas testimonio de vida a partir de ahora. Te invito a tu elección de vida si aún no das el paso, solo tú puedes determinar si esto fue un libro más, el otro intento fallido de cómo vencerla o el primer paso, declaración de guerra y victoria de la obesidad y una vida plena.

Prepárate, porque llegan nuevos retos, quienes te atacan por tu obesidad son quienes te dirán que no bajes más, pero ahora contarán sobre tu delgadez, dirán ya estás bien o que pareces una persona enferma, experimentarás también una creciente y explosiva dosis diaria de amor propio y de gratitud cuando te acercas, paso a paso, a la vida tal cual la sueñas. Por otra parte, llegan personas nuevas a tu vida y otras podrán marcharse cuando no se encuentren en tu mismo nivel de compromiso y no puedan lidiar con este nuevo ser que se prioriza y está consciente de que vive en su mejor versión. Hasta pareja es posible que llegue a tu vida, no por más belleza física, más bien por tu apertura a verte diferente, con amor, aceptación, autoestima, la cual reflejarás a los demás. En la intimidad sientes confianza y seguridad, experimentas que satisfaces a tu pareja y que rejuveneciste. Por fin puedes tener hijos, ya no hay infertilidad y te abres entonces a la vida, con las habilidades de jugar, crear y disfrutar para estar con tus chiquitos.

Ya no te sientes mal físicamente, no duelen las rodillas, ni se hinchan los pies, puedes respirar y tu pareja no se queja de tus ronquidos. Los medicamentos comienzan a regalarse, pues ya no los necesitas, tus médicos los retiran uno a uno y un día te dirá el cardiólogo que ya no tienes hipertensión y el diabetólogo que no ameritas más insulina. De esa manera, tu capacidad física mejora, tu resistencia a los ejercicios hace que quieras ir por más, más salud, bienestar, más libras, más distancias, más aventuras. Sumado a ello, esa nueva persona está dispuesta a donar su ropa cuando ya no pueda reducirlas más con el sastre, comprará ropa nueva y a la moda, crecerán tus ganas de estar bien cambiada y arreglada, celebrándote y muchas veces dando como recompensa ese vestido lindo que viste en la vitrina.

Así pues, comienzas a darte cuenta de que la vida se puede transformar, no podrás ver a alguien que necesite vencer la obesidad más que con amor y tu testimonio servirá para apoyarle. Esta vez serás tú quien ocupe los zapatos del otro, darás referencia, le compartirás este libro y lo que aprendiste en tu propia experiencia. Además, buscarás impactar y contribuir en entorno para que otros sean sus diseñadores y autores de sus historias exitosas y sin tanto peso, como tú lo has sido, para alimentar tu espíritu en gratitud por tu nueva vida.

Tu mejor regalo es la certeza de que cada una de tus mañanas son nuevas, trae sus afanes y sus propios retos, por supuesto, solo que esta vez tienes conciencia y llevas presente que eres capaz de moldear tu realidad y confiar en que eres el arquitecto y constructor de tu vida, por gracia. Conoces y entiendes más que nadie, sin culpas y preocupaciones, que tu obesidad fue tu enfermedad y creó un círculo vicioso que afectó por mucho tiempo tu voluntad, restando a tu vida salud, satisfacciones, aventuras y sonrisas. No obstante, elegiste sacar el dedo de la herida y declaraste la nueva oportunidad de renacer, esta vez sí quieres vivir, en paz y alegría, con muchos aprendizajes y enseñanzas. Adicionalmente, lo has hecho sabiendo que, en su gran misterio, las cosas tuvieron que ser así para traerte hasta hoy y hacer de ti quién eres, sin más ni menos, como evidencia de tu capacidad de levantarte, y emprender nuevos caminos, como criatura perfecta y predilecta de la creación.

Finalmente, gracias por estar hasta el final acompañándome en estas páginas cargadas de entrega, intención, amor y pasión de hacer posible mi sueño de contribuir a transformar mi entorno y ser espacio de crecimiento para mis pacientes y cada ser humano que pueda tocar en amor y servicio, impactando personalmente y a través de este libro. Agradezco que compartas con quienes puedas lo aprendido, opinando y recomendando a otros sumergirse en este texto, invitando a más personas a elegir ser más que su peso, obesidad, enfermedad y situaciones.

Confío y creo plenamente en ti, en que tu historia será contada por la grandeza de tu transformación y como aquella que impactó tantas otras vidas, que al igual que tú, se perdieron dentro del laberinto de las libras.

Seré el testigo y aprendiz de tu éxito de vida, a otros contaré que fuiste una persona maravillosa que renunció a su obesidad y que un día se negó continuar así. Escribiré sobre tus hazañas y cómo te levantaste este día del suelo, te sacudiste el polvo y estando en el hoyo te apoyaste para tomar ese impulso que te sacó de ese lugar. A todos contaré sobre este día, en que fuiste tu prioridad, te comprometiste con una vida a plenitud, en decisión, declaración, grito de guerra y afirmación, presente, consciente, responsable y en íntima conexión profunda. Mirándote a los ojos y más allá, frente a tu espejo en franca integridad y honestidad dijiste:

¡SOY MÁS QUE MI BALANZA!

REFERENCIAS

- BBC Mundo. (2019). *Los países de América Latina donde más ha crecido la obesidad.* Recuperado de https://www.laprensa.com.ni/2019/05/15/salud/2549860-los-paises-de-america-latina-donde-mas-ha-crecido-la-obesidad

- Byron, K. (2002). *Amar lo que es.* España: Ediciones Urano.

- Calle, R. (2019). *Mindfulness. La lámpara de la mente.* España: Planeta, S.A.

- Campbell, N. (2010). *Gut and Psychology Syndrome.* Reino Unido: Medinform Publishing.

- Centers for Disease Control and Prevencion. (2020). *Sleep and Sleep Disorders.* CDC. Estados Unidos. Recuperado de https://www.cdc.gov/sleep/index. html

- Chapian, M, Coyle, N. (2009). *Libre para ser delgado.* México: Betania.

- Cohen, A. (2004). *I Had It All the Time: When Self-Improvement Gives Way to Ecstasy.* Argentina: Time & Money Network Editions.

- Covey, S. (1997). *Los 7 hábitos de la gente altamente efectiva.* España: Ediciones Paidós Ibérica, S.A.

- Duhigg, C. (2012). *The Power of Habit.* United States: Random House.

- Dyer, W. (2010). *Tus zonas erróneas.* España: Random House Mondadori.

- Eker, H. (2019). *Secretos de una mente millonaria.* España: Editorial Sirio.

- Felsenthal, E. (2019). *The Science of Weight Loss.* TIME. Special Edition, p.125. Meredith Corporation, New York, Estados Unidos

- Grez, P. (2017). *Los mitos me tienen gord@ y enferm@.* Chile: Salesianos Impresores SA.

- Habif, D. (2019). *Inquebrantables.* México: HarperCollins.

- Hawkins, D. (2014). *Dejar ir. El camino de la liberación*. España: El Grano de Mostaza.

- Jampolsky, G. (2011). *El Perdón*. México: Santillana.

- Lama, D. (2018). *Conócete a ti mismo tal como realmente eres*. España: Penguin Random House.

- LatamSalud. (2018). *20 razones de peso para bajar de peso*. Recuperado de https://www.latamsalud.com/notas/actualidad/20-razones-de-peso-para-bajar-de-peso.html

- Livingston, G. (2018). *Never Binge again*. Psy Tech Inc.and Never Ever Again, Inc.

- Maxwell, J. (2008). *Actitud de vencedor*. Argentina: Lidere.

- Maxwell, J. (2007). *Lo que marca la diferencia*. Estados Unidos: Lidere. Pag 60-61

- Nemechek, P, Nemecheck, J. (2017). *THE NEMECHEK PROTOCOL FOR AUTISM AND DEVELOPMENTAL DISORDERS*: A How-To Guide For Restoring Neurological Function. Autonomic Recovery.

- Nguyen, N, Blackstone, R, Morton, J, Ponce, J, y Rosenthal, R. (2015). *The ASMBS Textbook of Bariatric Surgery Volumen 1*. Springer.

- Nowzaradan, Y. (2019). *The Scale Does Not Lie, People Do*. Estados Unidos.

- Obesity Action. (s.f.). *Comprensión del Estigma de la Obesidad*. Obtenido de http://obesityaction.org/get-educated/public-resources/brochures-guides/comprension-del-estigma-de-la-obesidad/

- O'Connor, J, Lages, A. (2005). *Couching with NLP*. España: Ediciones Urano, S.A.U.

- Orantes, A. (2016). *¡Ahora lo haré mejor! ¿Por qué hacemos lo que hacemos?* México. Ediciones Coach Elite

- Puig, M. (2019). *Tus Tres Superpoderes*. España: Espasa.

- Risa, W. (2018). *Enamórate de ti. México*: Editorial Planera Mexicana, S.A. de C.V.

- Rodríguez, E. (2017). *Cirugía bariátrica: ¿Capricho o necesidad?* Obtenido de Listin Dairio: https://listindiario.com/la-vida/2017/10/02/484681/cirugia-bariatrica-capricho-o-necesidad

- Sauter, C, Constance, A. (2017). *Inspiring and Supporting Behavior Change: A Food, Nutrition, and Health Professional's Counseling Guide, Second Edition.* Academy of Nutrition and Dietetics.

- Sharma, R. (2018).*El club de las 5 de la mañana.* Estados Unidos: Penguin Random House.

- Still, C, Sarwer, D, y Blankenship, J. (2015). *The ASMBS Textbook of Bariatric Surgery Volumen 2.* Springer.

- Toler, S. (2016). *THE POWER OF YOUR ATTITUDE.* Estados Unidos: Harvest House Publishers.

- Toller, E. (2019). *El poder del ahora.* México: Peguin Random House Grupo Editorial.

- Esteva, A. (2018). *Comiéndome mis miedos.* México: Editorial Planeta Mexicana

- Ania M. Jastreboff, Catherine M. Kotz, Scott Kahan, Aaron S. Kelly, and Steven B. Heymsfield. (2018). Obesity Volume 27, Number 1, January 2019, 7 *Obesity as a Disease*: The Obesity Society. Recuperado de www.obesityjournal.org

- OMS. (2020). Obesidad y sobre peso. Recuperado de https://www.who.int/es/news-room/fact-sheets/detail/obesity-and-overweight

- Ramos, A, Kow, L, Brown, W, Welbourn, R, Dixon, J, Kinsman, R, Walton, P. (2019). 5th IFSO Global Registry Report. United Kingdom: Dendrite Clinical Systems Ltd.

Biografía

Pablo García es hijo de médicos dominicanos, nace en Venezuela el 12 de noviembre, fecha en la que se conmemora el día internacional de la lucha contra la obesidad.

Formado como médico y cirujano bariátrico se convirtió en uno de los principales y más destacados del país y de la región del Caribe en turismo de salud, por su dedicación, entrega y pasión con que hace su trabajo. Es MBA en negocios internacionales y certificado en coaching permitiendo combinar su experiencia con sus vivencias para destacarse como conferencista científico en múltiples congresos médicos y de crecimiento personal con su taller para pacientes: "Soy más que la balanza" que inspira esta obra.

Es apoyo, testigo y testimonio vivo del poder de la transformación integral del ser humano, motivando a las personas con obesidad hacia el reencuentro con su vida plena, siendo su historia el primer ejemplo, cuando eligió pasar de ser cirujano a paciente de cirugía hasta vencer la lucha con su peso.

Actualmente con este libro se manifiesta su visión de vida en la que busca, según sus propias palabras:

"Ser antorcha que inspira la nueva mirada y abordaje de la obesidad, desde el amor, la empatía y la conexión humana".

Made in United States
North Haven, CT
28 October 2022

26017629R00135